首都医科大学附属北京友谊医院

普通外科急诊
病例精解

赵 宁 / 主编

科学技术文献出版社
SCIENTIFIC AND TECHNICAL DOCUMENTATION PRESS
·北京·

图书在版编目（CIP）数据

首都医科大学附属北京友谊医院普通外科急诊病例精解/赵宁主编 . —北京：科学技术文献出版社，2019.11
ISBN 978-7-5189-5445-2

Ⅰ . ①首… Ⅱ . ①赵… Ⅲ . ①外科—急性病—病案—分析 Ⅳ . ①R605.97

中国版本图书馆 CIP 数据核字（2019）第 071351 号

首都医科大学附属北京友谊医院普通外科急诊病例精解

策划编辑：王梦莹 责任编辑：李 丹 王梦莹 责任校对：张吲哚 责任出版：张志平	
出 版 者	科学技术文献出版社
地 址	北京市复兴路 15 号 邮编 100038
编 务 部	（010）58882938，58882087（传真）
发 行 部	（010）58882868，58882870（传真）
邮 购 部	（010）58882873
官 方 网 址	www. stdp. com. cn
发 行 者	科学技术文献出版社发行 全国各地新华书店经销
印 刷 者	北京虎彩文化传播有限公司
版 次	2019 年 11 月第 1 版 2019 年 11 月第 1 次印刷
开 本	787×1092 1/16
字 数	134 千
印 张	11.75
书 号	ISBN 978-7-5189-5445-2
定 价	98.00 元

编　委　会

主　编

赵宁，首都医科大学附属北京友谊医院外科教研室常务副主任，外科住院医师规范化培训基地教学主任，普通外科教学副主任，普通外科学专科医师规范化培训基地教学主任，普通外科副主任医师。

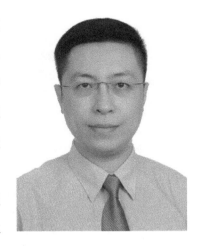

主要专业方向为甲状腺和甲状旁腺外科，每年主刀甲状腺手术300余例，在全腔镜甲状腺手术、术中神经监测、甲状旁腺保护等方面有深入研究。同时，作为教学负责人，常年致力于住院医师规范化培训、手术技能训练、外科学理论考试等工作。发表论文20余篇，完成基金项目3项，参与主持市级继续教育项目2项，参编书稿6部，曾荣获首都医科大学优秀教师奖。

主要社会任职：中国研究型医院学会甲状腺专委会委员兼青委秘书长，中国医师协会外科医师分会甲状腺专委会中青年委员，北京微创医学学会理事兼副秘书长，北京市住院医师规范化培训专科委员会委员。

前　言

　　我科为了培养外科住院医师的临床思维、提高急诊病例的诊断水平、加强急诊的处置能力，以及为了住院医师规范化培训的长远目标，特编写了《首都医科大学附属北京友谊医院普通外科急诊病例精解》。

　　普通外科在外科系统里是最大的一个三级学科，不仅涉及众多专业，以常见病、多发病为主体，而且急诊病例、危重病例多见，是外科住院医师需要重点学习的专业，也是住培考试所占比例最高的专业。因此，我们在近三年来收治的急诊病例中，遴选了具有代表性或特殊性的病例，并且是全部救治成功的病例收入本书。

　　本书收集的病例中，共有急性机械性肠梗阻8例，阑尾疾病5例，结肠穿孔或破裂5例，消化道异物或结石3例，嵌顿性腹外疝2例，上消化道穿孔、肝破裂、脾破裂、急性胰腺炎、小肠破裂、肠系膜血栓、乙状结肠扭转等各1例，合计30例。这些病例多数是常见疾病，但带有一定的特殊情况；另有一些病例属于少见或罕见情况，更能够给人留下深刻印象。

　　在普外急诊病例的诊断和治疗环节中，往往涉及消化内科、妇产科、泌尿科、重症医学科等相关学科。在本书收集中，涉及围产期相关情况的就有4个病例，往往需要外科医生和妇产科医生共同上台救治患者，值得外科住院医师认真学习和借鉴。

　　在病例资料整理和编写的过程中，我们也发现了自身的不足，资料缺乏完整性，尤其是手术过程中的照片留存不全，使得有些病例的治疗过程展示得不够充分，只能通过文字进行说明。

最后，希望我们的丛书系列能够助力年轻医生的成长，为住院医师规范化培训做出贡献。

赵　宁

2019 年 2 月 2 日

目 录

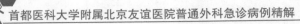
附录

001 腹茧症伴急性绞窄性低位小肠梗阻一例

病历摘要

基本信息

患者，男性，41岁。主因"反复腹痛2年，加重伴停止排气、排便8小时"入院。

现病史： 患者2年前无明显诱因间断下腹绞痛，阵发性加剧，伴恶心呕吐，呕吐物为胃内容物。无呕血、便血，无腰背部及肩部放射痛，无发热腹泻，无皮肤巩膜黄染。就诊于当地医院，诊断"小肠梗阻"，行胃肠减压后好转。2年来腹痛每月发作，症状大致同前，均予对症治疗好转。8小时前，患者餐后感下腹痛，恶心呕吐10余次，呕吐物为胃内容物，无发热，无腹泻，无皮肤巩膜黄染。就诊于我院急诊，急诊以"小肠梗阻"收入院。

笔记

既往史：无特殊。

体格检查

体温 37.6℃、脉搏 105 次/分、呼吸 22 次/分、血压 87/55mmHg。全腹膨隆，未见胃型、肠型及蠕动波，腹韧，全腹轻压痛、反跳痛，无肌紧张，未触及明显肿物，肝、脾肋下未触及。Murphy's 征阴性，全腹部叩诊呈鼓音，肝区、脾区、肾区无叩击痛。移动性浊音阴性。肠鸣音弱，1 次/分，未闻及血管杂音。

辅助检查

1. 实验室检查：血常规：WBC 13.84×10^9/L，GR% 73.4%，HGB 177g/L，PLT 234×10^9/L。电解质：K 3.4mmol/L，Na 141.6mmol/L。ALB 33.2g/L。

2. 影像学检查：腹盆腔 CT 平扫 + 增强（图 1 - 1）：胃、十二指肠充盈不佳，腹部自空肠起小肠肠管呈团状聚集，腹膜、肠系膜广泛、均匀增厚，包绕小肠肠管。小肠肠管液体充盈尚可，未见明显肠壁增厚，腹茧症？

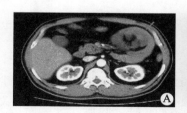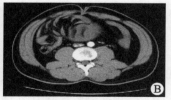

图 1 - 1　腹部增强 CT 示：肠管盘曲成团，
被增厚的纤维膜状物包裹

诊断

急性绞窄性机械性低位小肠梗阻、弥漫性腹膜炎、腹茧症、感染中毒性休克、低蛋白血症。

治疗

1. 术前准备

抗休克及纠正电解质紊乱。

2. 手术情况

剖腹探查：肠粘连松解术+肠切除、肠吻合术。

麻醉成功后。常规消毒、铺巾、贴皮肤膜。取左腹部经腹直肌切口，逐层切开，进腹。

探查：见腹膜明显增厚，进腹探查左侧腹部内瓷白色纤维组织包裹团状结构，未见小肠结构（图1-2）。

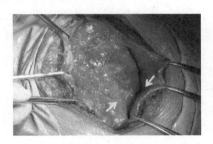

图1-2 箭头显示腹膜明显增厚

瓷白色团状结构左侧可见坏死小肠，并可见穿孔及大量肠内容物，结合探查情况考虑为腹茧症合并小肠内疝嵌顿绞窄性小肠坏死穿孔（图1-3）。

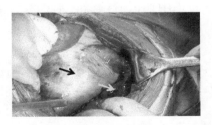

图1-3 左侧箭头显示小肠被瓷白色纤维组织包裹，
右侧箭头显示坏死小肠

沿坏死之肠管逐渐分离小肠外纤维组织膜，暴露坏死小肠前后正常肠管组织，可见坏死肠段约30cm，遂常规行坏死小肠切除及肠吻合术（图1-4）。

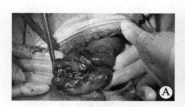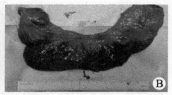

注：A 为坏死小肠，B 为切除之肠管

图1-4　小肠照片

　　吻合满意后继续探查小肠，沿小肠尽量分离表面之大部纤维组织膜，暴露小肠全段，近端至屈氏韧带，远端至回盲部，探查盆腔段结肠未见异常。遂用大量生理盐水冲洗腹腔，吸净后分别于左侧腹及盆腔放置引流管，并于左侧腹引出。清点手术器械和纱布无误，更换手套及手术器械后逐层关腹，术毕。

　　3. 术后病理及组织学分期

　　肠壁各层水肿、血管瘀血，瘀血性出血，炎性细胞浸润，肠黏膜坏死伴局灶化脓性炎及急性浆膜炎，符合血液循环障碍所致之改变。

　　4. 术后恢复情况

　　术后第5日，胃肠功能恢复；术后第9日，少量饮水；术后第11日，可正常进食；术后第17日，因伤口感染愈合不良行全身麻醉（简称全麻）下腹正中切口清创缝合术；术后第31日，出院。

随访

　　出院后2周，复查胃肠功能恢复良好，正常饮食。

病例分析

　　1. 患者反复腹痛伴呕吐病史2年，每月发作1次，保守治疗均好转。8小时前餐后再次发生腹痛，伴呕吐胃内容物。查体有休克表现，全腹轻压痛、反跳痛，有腹膜炎体征，肠鸣音减弱。以上临床表现符合急诊剖腹探查的指征。

2. 腹部 CT 可以初步判断肠梗阻的病因，使手术更加有针对性。本例提示腹部自空肠起小肠肠管呈团状聚集，腹膜、肠系膜广泛、均匀增厚，包绕小肠肠管，故术前即考虑为腹茧症。

3. 手术治疗时，除了切除坏死小肠以外，沿小肠尽量分离表面之大部纤维组织膜，暴露小肠全段。

知识点提示

腹茧症是一种临床罕见、病因不明的腹部疾病。因全部或部分小肠被一层致密、质韧的灰白色硬厚纤维所包裹，因此又称为特发性硬化性腹膜炎或硬化性腹膜炎等。

1. 腹茧症分为原发性和继发性两种

①原发性腹茧症：也称为特发性腹茧症，多发于热带或亚热带的青年女性，原因可能与输卵管感染或月经逆行而造成的妇科感染和自身免疫反应有关。

②继发性腹茧症：继发性腹茧症多发生于有腹部结核病、肝硬化、肝移植、肉瘤状病、系统性红斑狼疮、胃肠道肿瘤等病史，以及曾行肝硬化的腹膜化学疗法、外科手术或长期服用 β 受体阻滞剂的患者。

2. 临床表现

①本病常见有腹痛和反复发作肠梗阻表现；②有些患者表现为腹部肿块；③有些患者于手术中偶然发现。

3. 诊断依据

手术前常不能正确诊断，一般均为术中诊断。

①病史：对于青少年女性，既往无腹部手术及腹膜炎或长期服药史，出现肠梗阻和腹部包块时应怀疑本病。

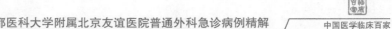

②CT 检查：CT 显示腹部中央整个小肠扩张，并被一层厚的纤维胶原膜包绕。

③剖腹探查：此检查可确诊，并可同时进行治疗。

4. 治疗原则

①病因治疗：积极去除病因，如药物所致者立即停药等。

②支持治疗：发生小肠梗阻应禁食、胃肠减压、应用抗生素及胃肠外全营养。

③药物治疗：给予免疫抑制剂、促性腺素释放激素激动药等。

④手术治疗：对严重腹痛、腹胀，经内科保守治疗不满意，或反复出现肠梗阻症状者，应转外科进行手术。对于能顺利解除梗阻的患者，绝大多数术后症状可以缓解，但是不少患者治疗效果不理想。手术后还需要继续服用泼尼松、维生素 B_1 治疗。

🏥 病例点评

腹茧症是临床较为少见的疾病，并发绞窄性肠梗阻则更加少见。一般来说腹茧症在术前是较难做出诊断的，往往在手术探查时才能发现。但本例 CT 检查能够明确提出腹茧症的诊断，说明 CT 对腹茧症的诊断有较大帮助。腹茧症的手术指征同其他病因导致的肠梗阻并无差异，保守治疗不能缓解、合并腹膜炎或休克时，应积极手术治疗。术中探查时应注意：除了切除引起梗阻的病变肠管以外，应尽量去除包裹小肠的纤维组织膜，游离全部小肠，松解所有的粘连，减少再次形成梗阻的可能。手术后也应注意，广泛游离小肠以后，有炎性肠梗阻导致肠功能长时间不能恢复的情况。

（于乐漪　李俊　赵宁）

002
粘连性肠梗阻伴肠坏死一例

病历摘要

基本信息

患者，男性，25岁。主因"腹痛、恶心、呕吐，伴停止排气、排便6天"入院。

现病史：患者于6天前晚餐后无明显诱因出现脐周腹痛，无恶心、呕吐，无发热，大便2次，稍干燥，未就诊；5天前凌晨，再次发作脐周腹痛，伴恶心呕吐，呕吐物为胃内容物，同时停止排气、排便，就诊于我院急诊，行腹部CT提示：下腹部见局部肠系膜、小肠及血管呈"漩涡状"改变。急诊留观，予胃肠减压、禁食水、补液、抗炎等处理。近5天来患者间断发作腹痛，伴恶心呕吐，病情无缓解，且出现发热，体温最高38.5℃，现患者为行进一步手术，以"小肠梗阻"收入院。

既往史：25 年前（出生 5 个月时）曾行肠套叠手术；6 年前开始发作肠梗阻，共 4 次，均经保守治疗后缓解，最后一次发作为两年半前。

体格检查

生命体征平稳。腹部轻度膨隆，右下腹可见长约 8cm 手术瘢痕，无腹壁静脉曲张，剑突下无异常搏动；脐周有轻压痛，无反跳痛，未及肌紧张，下腹可及固定肠型，无液波震颤，无振水声，腹部肝脏未触及，胆囊未触及，Murphy's 征阴性，脾脏未触及，肾脏未触及，各输尿管压痛点无压痛，全腹叩诊呈鼓音，肝、脾区叩击痛阴性，双侧肾区无叩痛，无移动性浊音，肠鸣音未及，无血管杂音。

辅助检查

1. 实验室检查

血常规：WBC 9.10×10^9/L，GR% 87.9%，HGB 121g/L，PLT 241×10^9/L。

2. 影像学检查

留观第 1 天：腹盆增强 CT（图 2-1）：下腹部见局部肠系膜、小肠及血管呈"漩涡状"改变，该区域血管稍增粗，周围部分小肠轻度扩张，肠腔内积气、积液。盆腔内似见少量水样密度影。提示：①下腹部小肠系膜肠扭转可能性大，继发不全性小肠梗阻；②盆腔少量积液。

留观第 2 天：立位腹平片：双侧膈肌光滑，膈下未见游离气体。腹部可见小肠积气，肠管扩张。并可见气液平。腹部未见异常软组织团块影，未见异常钙化影。提示：小肠梗阻可能，请结合临床（图 2-2）。

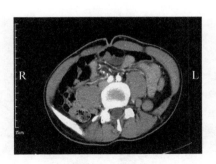

图2-1　留观第1天腹盆增强CT

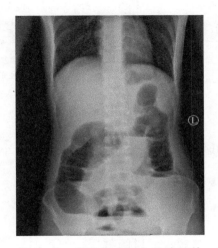

图2-2　留观第2天立位腹平片

留观第4天：立位腹平片：双侧膈肌光滑，膈下未见游离气体。腹部小肠肠管明显扩张、积气。可见多发气液平。腹部未见异常钙化影。左上腹部可见胃管影。提示：小肠梗阻，与留观第2天平片比较，程度加重（图2-3）。

留观第5天：立位腹平片：小肠梗阻复查：双侧膈肌光滑，膈下未见游离气体。腹部小肠肠管明显积气、扩张。可见多发气液平，呈阶梯状分布。腹部未见异常钙化影。提示：与留观第4天腹部改变比较，小肠梗阻改变未见明显变化，请结合临床，建议复查（图2-4）。

笔记

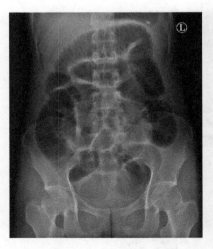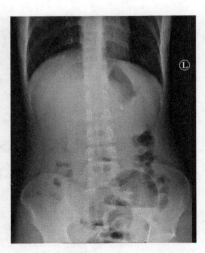

图2-3　留观第4天立位腹平片　　图2-4　留观第5天立位腹平片

诊断

急性机械性低位小肠梗阻；肠系膜肠扭转？小肠坏死？局限性腹膜炎、盆腔积液、肠套叠术后。

治疗

1. 术前准备：禁食水、胃肠减压、纠正电解质紊乱。

2. 手术情况

剖腹探查：剖腹探查＋肠粘连松解＋小肠部分切除＋肠吻合术。

麻醉成功后。常规消毒、铺巾、贴皮肤膜。取左腹部经腹直肌切口，逐层切开，进腹。

术中所见：腹腔内可见少量清亮液体，腹腔内粘连严重，小肠肠管之间及肠管与腹壁间粘连，仔细分离，分离粘连过程中注意保护肠管。仔细寻找到屈氏韧带后开始探查全部小肠，探查到距屈氏韧带约330cm处部分小肠粘连成团，粘连处远端肠管管径正常，近端小肠肠管扩张明显，肠壁增厚（图2-5）。小肠肠管粘连成团处

笔记

血运欠佳，肠管间愈着紧密，无法分解，遂决定行小肠部分切除术（图2-6）。

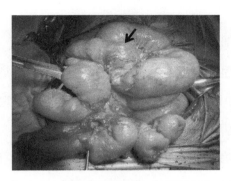

图2-5　红箭头显示部分肠管血运欠佳；黑箭头显示小肠粘连成团，
肠管扩张明显，肠壁增厚

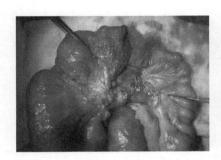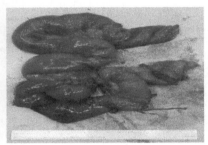

图2-6　左图显示切除后的肠管，两断端血运良好；
右图显示切除之标本

3. 术后病理：切除小肠一段：长52cm，部分肠壁变薄，厚0.1cm，部分区域浆膜面见灰褐色渗出物。镜下：肠壁各层水肿、血管扩张瘀血，炎性细胞浸润，急性浆膜炎。浆膜侧灶性纤维组织增生，两侧手术断端肠壁大致正常。

4. 术后恢复情况：术后第4日，胃肠功能恢复；术后第5日，少量饮水；术后第6日，可正常进食；术后第7日，出院。

随访

出院后2周复查，胃肠功能恢复良好，正常饮食。

11

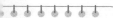

病例分析

1. 根据患者腹痛、恶心、呕吐，伴停止排气、排便 6 天的病史，查体见下腹固定肠型、脐周有轻压痛，无反跳痛、无肌紧张的体征，腹部 CT 可见肠管扩张，立卧位腹平片动态观察可见多发气液平逐渐加重的辅助检查结果，肠梗阻诊断明确。

2. 患者既往有腹腔手术的病史，多次发作性肠梗阻表现，考虑粘连性肠梗阻可能性大。本次发作在急诊留观 6 天，症状无缓解，影像学检查肠梗阻表现进行性加重，符合急诊手术探查指征。

3. 手术探查所见符合粘连性肠梗阻表现，导致肠梗阻的区域肠管粘连成团，无法通过常规方法分离，恢复正常解剖，局部血运较差，并且目测病变长度局限、不会影响术后小肠功能，因此决定行小肠部分切除吻合术。

知识点提示

粘连性肠梗阻是指由于各种原因引起腹腔内肠粘连，导致肠内容物在肠道中不能顺利通过和运行，属于机械性肠梗阻范畴。按起病急缓可分为急性、慢性肠梗阻；按梗阻程度可分为完全性、不完全性肠梗阻；按梗阻部位可分为高位小肠梗阻、低位小肠梗阻和结肠梗阻；按肠管血供情况分为单纯性、绞窄性肠梗阻。部分患者经非手术治疗症状可消退，但大多数反复发作或保守治疗无效，仍需要接受手术治疗。

粘连性肠梗阻除少数因腹腔内先天性因素，如先天发育异常或胎粪性腹膜炎所致外，大多为获得性。常见原因为腹腔炎症、损伤、出血、腹腔异物，多见于腹部手术或腹腔炎症以后，其中腹部手术后的粘连是目前肠梗阻的首位病因。粘连性肠梗阻最主要的临床表现即是机械性肠梗阻的症状：腹痛、呕吐、腹胀、停止排气排便。

诊断：影像学检查对粘连性肠梗阻的定性、定位诊断十分重要。腹部 X 平片立位检查可见到阶梯样长短不一的液平面；绞窄性肠梗阻时，在腹部有圆形或分叶状软组织肿块影像，还可见个别膨胀固定肠襻呈"C"字形扩张或"咖啡豆征"。腹部 CT 能够更直观的判断肠梗阻的原因、部位、程度及有无肠绞窄。

治疗：非手术治疗适用于单纯性粘连性肠梗阻的患者，其核心内容就是尽量减少肠内容物量、减轻肠腔压力、消除肠道水肿、维持内稳态，改善患者的营养状况。手术治疗适用于绝大多数非手术治疗无效，以及反复发作的粘连性肠梗阻患者。手术时机的把握应在肠梗阻发展至绞窄前进行，所谓的咖啡样排泄物、血性腹水等是肠绞窄的标志，绝不能把这些标志单纯理解为手术探查的指征，更不能因为没有上述症状而消极等待，直到出现这些症状时才进行手术。

📋 病例点评

本病例是粘连性肠梗阻反复发作，保守治疗无效，导致小肠部分切除的典型病例。从本病例中学习如下几点：

1. 既往行腹腔手术的患者发生粘连性肠梗阻的可能性是非常大的，尤其是婴幼儿时期行腹腔手术的患者这一情况更加突出。

2. 粘连性肠梗阻形成粘连的部位往往非常广泛，因此不必轻易考虑手术治疗，在发作时以保守治疗为主。

3. 当反复发作过于频繁，或发作时经保守治疗症状不缓解、伴有腹膜炎和休克等表现时，应当积极手术探查，这一点和急性肠梗阻的治疗原则是一致的。

4. 手术方式应以粘连松解术为主，当肠管严重粘连不易分离、局部破损严重、肠壁血运发生障碍时，应考虑小肠部分切除吻合术。

5. 需要小肠切除吻合时要估计切除的肠管长度，避免小肠切除过多导致短肠综合征。

（陈力坚　李俊　赵宁）

003 回肠造口还纳术后肠梗阻一例

病历摘要

基本信息

患者，女性，55岁。主因"结肠癌术后1年半，回肠造口还纳术后1个月，间断腹痛15天、加重1天"入院。

现病史：患者1年半前因结肠癌行腹腔镜辅助左半结肠癌根治性切除术、回肠转流造口术，术后恢复顺利。1个月前全麻下行"回肠双腔造口还纳术＋小肠侧侧吻合术"，术后恢复顺利，排气、排便正常后出院。15天前出现腹痛、呕吐、腹胀，伴排便不畅，就诊于我院急诊，考虑不全肠梗阻，给予灌肠治疗后症状稍缓解。1天前又出现腹痛、呕吐、腹胀，程度较前加重，停止排气、排便，再次就诊于我院急诊，给予胃肠减压、灌肠、补液、预防感染等治疗后，症状未明显缓解，现为进一步治疗收入院。

既往史：高血压病病史 20 年，糖尿病病史 8 年，高脂血症病史 8 年。30 余年前行剖宫产、阑尾切除术。

体格检查

T 37.4℃，P 158 次/分，R 20 次/分，BP 91/68mmHg。腹部膨隆，下腹正中及右侧腹分别见长约 12cm、10cm 瘢痕，未见胃肠型及蠕动波，全腹压痛、无反跳痛及肌紧张，未触及包块，无移动性浊音，肠鸣音亢进，4~5 次/分。

辅助检查

1. 实验室检查

血气分析：pH 7.318，PCO_2 23.2mmHg，HCO_3^- 11.6mmol/L。

血生化：ALB 14.2g/L，Ca 1.63mmol/L，血糖 18.38mmol/L，Na 148mmol/L，Cl 120mmol/L。

2. 影像学检查

立卧位腹平片（我院）：双膈下未见游离气体影。腹部多发液平面，左上腹为著，考虑肠梗阻（图 3-1）。

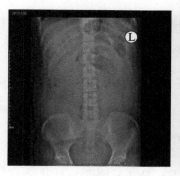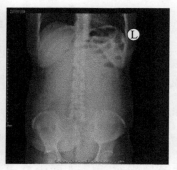

图 3-1　立卧位腹平片（左为卧位，右为立位）

腹部 CT（图 3-2）：①结直肠肿瘤术后及右下腹造瘘术后状态，吻合口处邻近肠壁增厚及小结节并肠梗阻，建议进一步检查明确性质；②肠系膜、腹膜后多发小淋巴结，建议动态观察；③胆囊体积稍大，原胆囊腔结石本次未显示，请结合临床；④右肾低密度灶，大致同前；⑤胃腔置管术后状态，直肠所见，请结合临床。

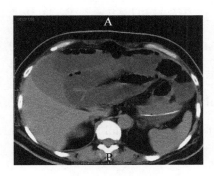

图 3-2   腹部 CT

诊断

急性绞窄性肠梗阻，感染性休克，代谢性酸中毒，低钙血症，高血压，糖尿病，高脂血症，结肠癌术后，回肠造口还纳术后，剖宫产术后，阑尾切除术后。

治疗

入院第 1 天：入院后积极完善相关检查，予以心电监护、氧气吸入、胃肠减压，积极予以抗炎、补液纠正休克、纠正酸中毒、纠正电解质紊乱等治疗。腹腔穿刺抽出不凝血，结合患者目前病情及辅助检查，考虑急性肠梗阻、肠坏死可能，急诊拟行剖腹探查术。同时请相关科室会诊，完善术前评估。于入院当日 21:05 入手术室，入手术室即刻血压 75/50mmHg，心率 150 次/分左右，血气示代谢性酸中毒，pH 7.28，HCO_3^- 13.6mmol/L，血乳酸 11.8mmol/L。予以快速补液扩容，应用去甲肾上腺素最高达 0.08μg/（kg·min）持续静脉泵入，维持血压，后血压（100~140）/（50~70）mmHg，代谢性酸中毒较前纠正，乳酸仍波动在 9.5~10.9mmol/L，患者酸中毒较前继续加重。经过麻醉科、重症医学科、普外科等医师综合评估后，考虑患者目前无法耐受手术，存在手术禁忌，立即手术可能危及患者生命，决定暂停手术，积极纠正休克、酸中毒，待酸中毒较前稳定至可耐受手术时积极手术。23:41 患者突然出现心搏骤停一次，立即予肾上腺素 1mg 静推，胸外按压并予气管插管接呼吸机辅助通气，后患者心率可恢复至约 160 次/分，血压（110~150）/（60~70）mmHg，去甲肾上腺素 0.08μg/（kg·min）持续静脉泵入，入手术室期间总入量 5500ml，总出量 850ml，均为尿量，经过抢救后恢复。

入院第 2 天：呼吸机维持呼吸状态。现生命体征较前好转，立即转入 ICU 继续治疗。生命体征较前平稳后完善检查，行急诊手术。术中可见原造口（距回盲瓣 30cm）部位粘连严重，肠粘连明显，部分肠管呈暗红色，肠壁失去张力和蠕动能力，对刺激无收缩反应。应用电刀锐性分离粘连紧密的肠管，分离后，观察原粘连成团的小肠广泛浆膜层损伤，血运较差，行损伤小肠切除，长约 140cm（图 3-3），远端距回盲瓣 20cm，近端回肠在右下腹造口。术后带气管插管转入 ICU，入室心率 120~130 次/分，血压 130/70mmHg 水平，血气氧合良好，无二氧化碳潴留，乳酸 6.2mmol/L，予补液对症治疗，监测患者生命体征变化。

入院第 3 天：患者自主呼吸功能好转，神志清楚，咳痰能力良好，拔除气管插管，监测患者神志清楚，生命体征平稳，脉氧饱和度无下降。继续抗感染（泰能、稳可信、大扶康）、补液治疗。后转入普通病房继续治疗。

入院第 13 天：复查立位腹平片提示（图 3-4）：腹部可见多发液平面，以左上腹为著，仍存在梗阻情况，继续禁食。口服 100ml 复方泛影葡胺导泻，嘱患者多下床活动，促进肠道功能恢复。

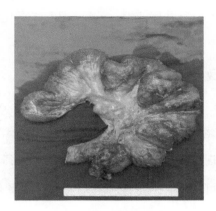

图 3 – 3　切除的小肠标本

继续抗感染及营养对症治疗。

入院第 15 天：复查立位腹平片提示肠梗阻，较前积气增多，液平减少（图 3 – 5）。

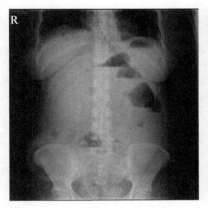

图 3 – 4　入院第 13 天立位腹平片

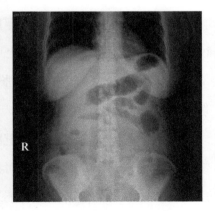

图 3 – 5　入院第 15 天立位腹平片

入院第 22 天：嘱患者进食少量流食。

入院第 29 天：出院。

随访

出院后两周复查一次，进行回肠造口维护，半年后出现一次腹痛，门诊治疗后好转，10 个月后行贝伐珠单抗 300mg + 奥沙利铂

165mg＋希罗达早 1.5g，晚 1.0g，d1～d14 方案化疗。

病例分析

1. 患者为中老年女性，有腹痛、呕吐、腹胀、停止排气排便症状，且有加重表现，多次腹腔手术史，查体腹膨隆，全腹压痛，肠鸣音亢进，考虑可能为急性肠梗阻。行立位腹平片及腹部 CT 平扫明确梗阻部位。

2. 生命体征监测提示患者为休克状态，血气分析提示患者代谢性酸中毒，虽然病史、体征未见肠坏死的临床表现，但全身情况恶化，应考虑绞窄性肠梗阻，积极准备手术治疗。

3. 手术开始前病情持续恶化，出现呼吸心搏骤停，在手术室进行抢救，虽然复苏治疗成功，但麻醉科认为不具备手术条件，转入 ICU 进一步支持治疗，病情稳定后再进行手术治疗。术中探查梗阻部位肠管呈暗红色，肠壁失去张力、蠕动力，对刺激无收缩反应，切除坏死肠管。

4. 术后予以禁食水、监测生命体征、吸氧、胃肠减压、抗感染、抑酸、补液、胃肠营养等对症治疗，恢复过程中又出现肠梗阻症状，考虑术后炎性肠梗阻可能。

病例点评

此病例为绞窄性肠梗阻合并感染性休克，病情危重，死亡率高。初次进入手术室的时候，虽积极治疗休克，但手术未进行即发生呼吸、心搏骤停。复苏成功后转入 ICU 进一步支持治疗，待病情平稳后再次进入手术室行坏死小肠切除，后经将近 1 个月的治疗逐渐康复出院。尽管存在明确的外科情况，但在全身状况差不具备手术条件的情况下，积极支持治疗，待病情稳定再进行确定性的手术治疗，也是行之有效的诊治策略。此病例可以算作危重症抢救非常成功的案例。

（杜旭　武亚东　赵宁）

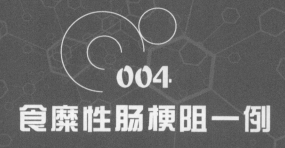

004
食糜性肠梗阻一例

🗒 病历摘要

基本信息

患者，男性，57岁。主因"左下腹疼痛2天"入院。

现病史：患者2天前无明显诱因出现左下腹疼痛，呈间断性隐痛，伴停止排气，无恶心、呕吐，就诊于我院急诊，行腹部平扫CT提示肠梗阻，予以禁食减压、补液抗炎、灌肠后，患者排气、排便，便黄软量少，疼痛症状好转。1天前患者再次出现左下腹疼痛，症状较前加重，就诊于我院急诊，行腹部增强CT提示左侧中下腹部小肠改变，考虑粘连，部分内疝形成，局部肠壁略增厚水肿。经内科保守治疗无明显改善，现为手术治疗收入我科。

既往史：无特殊。

查体

生命体征较平稳。腹部膨隆，未见瘢痕，未见胃肠型及蠕动波，左下腹压痛明显、无反跳痛及肌紧张，未触及包块，无移动性浊音，肠鸣音亢进，4~5 次/分。

辅助检查

1. 实验室检查

未见明确异常。

2. 影像学检查

腹部增强 CT 示（图 4-1）：左侧中下腹部小肠改变，考虑粘连，部分内疝形成，局部肠壁略增厚水肿。

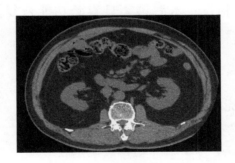

图 4-1　腹部增强 CT

诊断

急性机械性肠梗阻：小肠内疝？

治疗

1. 手术情况

全麻，左中下腹旁正中切口长约 15cm，逐层切开探查腹腔，未见明显粘连带形成，见距离回盲部 100cm 处其上段小肠明显扩张，长度约 30cm，触之有异物感但未及明显质硬肿块（图 4-2）。

在扩张肠管接近正常肠管部位对系膜缘纵行切开 2cm 肠壁, 其内可见大量未消化食糜 (图 4–3), 自肠壁切开部位充分挤压出食糜及积存的肠液, 可吸收线分两层横行缝合肠壁破损。检查肠壁血运、蠕动均良好, 无明显渗漏, 冲洗腹腔, 放置引流。术后诊断: 食糜性肠梗阻。

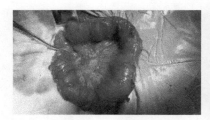
图 4–2　术中可见扩张的小肠及梗阻部位

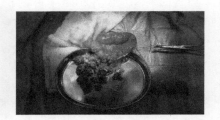
图 4–3　肠壁切开后减压出来的未消化食糜

2. 术后恢复情况: 术后第 2 日胃肠功能恢复, 术后第 5 日出院。

随访

恢复良好, 无明显不适。

病例分析

1. 急性肠梗阻需要考虑梗阻程度 (单纯性、绞窄性), 梗阻部位 (高位、低位、结肠、小肠), 梗阻性质 (机械性、动力性、血运性)。综合判断以决定保守治疗还是急诊手术治疗。

2. 患者反复腹痛两天, 症状有加重的趋势, 急性机械性肠梗阻诊断明确, 具备急诊手术的指征。

3. 对于急性机械性肠梗阻, 手术治疗是有效的治疗措施, 及早治疗可以解除病因, 避免出现切除肠管或全身情况恶化等情况。

4. 本病例为食糜堵塞导致的小肠机械性梗阻，手术方式相对简单，只需做肠管减压即可，切开部位要注意选择对系膜缘，减少对肠管血运的影响。

知识点提示

肠梗阻原因

1. 机械性肠梗阻：①肠外因素，如粘连、嵌顿疝等；②肠壁因素，如肠套叠、肠扭转等；③肠腔内因素，如蛔虫梗阻、粪石堵塞等。

2. 动力性肠梗阻：①麻痹性肠梗阻，如严重神经、体液、代谢改变；②痉挛性肠梗阻，如急性肠炎、肠道功能紊乱、慢性铅中毒。

3. 血运性肠梗阻：肠系膜扭转、血栓、栓塞等。

病例点评

在需要手术治疗的急性肠梗阻病例中，较为常见的原因是肠壁病变（如肿瘤堵塞）、肠壁外的压迫（手术后或腹腔炎症形成的粘连带），由肠内容物堵塞造成的肠梗阻（粪石、胆石）不多见，单纯由不消化食糜形成的肠梗阻更为少见。无论何种病因形成的肠梗阻，术前往往难以明确诊断，术中可能遇见各种复杂情况，这就需要术前和患者及家属充分沟通手术的复杂性和不确定性。

（张海翘 刘小野 赵 宁）

25

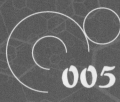

005
慢性便秘伴急性肠梗阻一例

病历摘要

基本信息

患者，女性，51岁。主因"腹痛伴停止排气、排便4天"入院。

现病史：患者4天前无明显诱因出现下腹痛，伴恶性呕吐，伴停止排气、排便，后症状加重，就诊于外院。CT示肠梗阻、肝囊肿、肾囊肿、腹腔少量积液，予以禁食、胃管胃肠减压、饮用石蜡油保守治疗，无明显缓解。

既往史：慢性便秘30年，发病前长期需要口服通便药物或灌肠才能排出大便，便秘仍逐渐加重，4~5天一次排便。余无特殊。

体格检查

生命体征尚平稳。腹部膨隆，未见静脉曲张。下腹压痛、反跳痛（＋），深触诊无法配合。全腹叩诊呈鼓音，肝区、脾区、双肾区无叩痛。肠鸣音1分钟未闻及，无气过水声及高调肠鸣音，移动性浊音（－）。

辅助检查

1. 实验室检查

WBC 7.72×10⁹/L、GR% 81.9%、RBC 3.69×10⁹/L、HGB 108g/L、ALB 27.8g/L、LK 3.77mmol/L、Na 145.3mmol/L。尿沉渣检查：RBC 99个/μl。

2. 影像学检查

腹部增强 CT 示：乙状结肠局部梗阻，考虑内容物干结所致，其近侧乙状结肠肠壁增厚，性质待定；乙状结肠周围腹膜炎；乙状结肠周围小淋巴结性质待定（图5-1）。

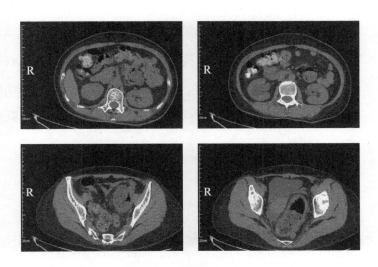

图5-1　腹部增强 CT

右下腹超声：右下腹阑尾区肠间见液性暗区，深约1.1cm。腹腔内肠管扩张，最宽处位于左下腹，宽约2.5cm。印象：右下腹肠间积液，腹腔内肠管扩张（图5-2）。

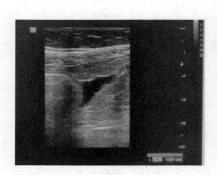

图5-2 右下腹超声

诊断

急性弥漫性腹膜炎，急性低位机械性肠梗阻，轻度贫血，低白蛋白血症，低钾血症。

治疗

1. 术前准备情况

患者入院后，积极完善相关检查，根据患者症状、体征及辅助检查，明确诊断为"急性弥漫性腹膜炎，急性低位机械性肠梗阻，轻度贫血，低白蛋白血症，低钾血症"。予以对症补液、止痛等治疗后，未见明显手术禁忌证。拟于全麻下行剖腹探查术+乙状结肠造瘘术，备结肠部分切除。

2. 手术情况

手术名称：剖腹探查+乙状结肠造瘘术。

手术经过：探查见腹腔内少量浑浊积液，胃、胆囊、阑尾、小肠未及占位，结肠全程扩张，左半结肠为著。乙状结肠冗长，内可及粪块，累及肠段约7cm，远端离肛门约15cm，呈完全性梗阻状态，近段肠壁一处增厚、炎症明显，肠壁有褐色结节，取活检。粪块近段约10cm处肠管张力降低。系膜内未及肿大淋巴结。遂行乙状结肠切断减压、粪石取出+结肠造口术。远端间断缝合封闭，并向左侧腹壁固定。近端开放后碘伏水冲洗。左下腹柱状切除直径约2cm腹壁，将近端肠管提出，分别缝合肠壁浆肌层与腹膜、肌筋膜和皮肤。留置盆腔引流管一根，结肠旁沟引流管一根。

3. 术后病理诊断：乙状结肠黏膜：灰褐色软组织一块，直径0.6cm，镜下为纤维素炎性渗出物及退变纤维组织、少量肠黏膜。系膜结节：灰褐灰黄色软组织一块，直径1.0cm，镜下为纤维组织包绕脂肪坏死结节。

4. 术后恢复情况：患者术后恢复顺利，术后第3天造口排气，可进流食；术后第5天造口排出成形便，可进半流食；术后第7天拔除左侧结肠旁沟引流管；术后第8天恢复正常饮食；术后第9天拔出盆腔引流管，出院。

随访

患者术后1个月、3个月复查，造口通畅、愈合佳，但排气、排便仍欠通畅，较术前慢性便秘情况有所改善。

病例分析

本病例为典型的慢性便秘并发粪石嵌顿性结肠梗阻。肠梗阻根据病因分为机械性和动力性，该病例是在动力不足的基础上突发了机械性肠梗阻。急性肠梗阻是急诊最常见的腹部外科急症，当伴有腹膜炎、影像学提示肠缺血，或者代谢性酸中毒、发热、白细胞升高、心动过速、持续疼痛等情况加重，则需要手术介入。本病例出现腹膜炎，伴有腹腔积液、轻度贫血、低蛋白血症，具备手术指征。手术探查见肠壁水肿、感染，尽管可以切开、减压、取出粪石并形成吻合口，但考虑到其慢性便秘病史，吻合口术后生活质量可

29

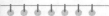

能不如造口，所以选择了乙状结肠造口。

知识点提示

慢性便秘是最普遍存在的不良体验或疾病状态，估计成人发病率高达 27%，发病率随着年龄增加。长期便秘状态致使肠管失去张力，成为混合型功能性便秘。慢性便秘的并发症粪便嵌顿会导致急性肠梗阻，严重的并发穿孔和腹膜炎。慢性便秘除了有功能障碍以外，还会出现肠管结构改变，易并发精神心理异常。

病例点评

本病例为慢性便秘 30 年的患者，由于粪石导致乙状结肠完全梗阻。此种原因在急性肠梗阻中占有一定的发病比例，当临床表现符合肠梗阻急诊手术指征时应进行手术治疗。结肠梗阻时往往在梗阻部位和回盲瓣之间形成闭袢性梗阻，梗阻近端结肠明显充气扩张且张力较大，如没有及时手术导致结肠穿孔将发生严重的腹腔感染而危及生命，因此应积极手术治疗。手术方式分两个方面考虑：①解除梗阻的方式为结肠切开减压、取出粪石；②肠梗阻情况下左半结肠切开后不能采用一期修复（修补或吻合）的方式，应做近端结肠造口。从长期恢复来看，如造口状态下排便功能正常，可以考虑二期行结肠造口还纳术；如仍有便秘的症状，则是否造口还纳应慎重。

（陈豪　吴鸿伟　赵宁）

006
粪石性小肠梗阻一例

病历摘要

基本信息

患者，女性，43 岁。主因"发现胃石 1 年，腹痛伴停止排气、排便 5 天"入院。

现病史：1 年前因上腹痛在当地查胃镜发现胃石，口服苏打水处理，未予进一步治疗。5 天前出现脐周阵发性绞痛，伴停止排气、排便。来我院急诊就诊，查 CT 提示小肠内异物合并梗阻，异物大小 4.6cm×3.1cm。

既往史：无特殊。

体格检查

生命体征稳定，神清，急性病容，心肺查体阴性，腹膨隆，腹式呼吸弱，全腹压痛阳性，脐周明显，反跳痛、肌紧张均阴性，肠鸣音亢进。

辅助检查

1. 实验室检查

血常规：WBC 10.15×10^9/L、GR% 80.7%；CRP 16mg/L。

2. 影像学检查

腹部增强 CT 示：盆腔小肠走行紊乱，局部肠腔内可见块状含气内容物（图 6 - 1），最大截面 4.6cm × 3.1cm，以上小肠明显扩张、积气、积液，可见气液平。

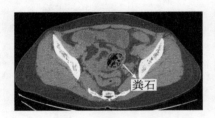

粪石

图 6 - 1　腹部增强 CT

诊断

急性机械性完全性低位小肠梗阻：小肠粪石所致可能性大。

治疗

入院后完善术前评估，未见手术禁忌，全麻下行急诊剖腹探查术，见小肠梗阻部位距离回盲部约 100cm 处，可及 4cm × 3cm 质硬肿物为小肠粪石（图 6 - 2），上段肠管扩张。在对系膜缘切开肠壁

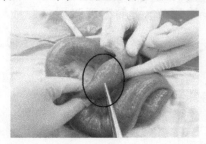

图 6 - 2　距离回盲部约 100cm 处质硬肿物

2cm，取出粪石，分两层横行缝合肠壁裂孔，标本见图6-3。术后患者恢复良好，于手术后4天顺利出院。

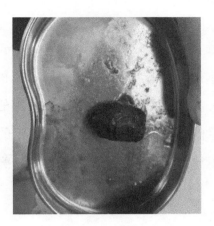

图6-3　粪石

随访

出院后1个月随访，患者恢复良好，未再有肠梗阻症状发作。

病例分析

该患者为中年女性，入院前1年曾有胃石病史，口服苏打水处理后未再随访。本次以典型急性机械性肠梗阻症状入院，保守治疗5天未见好转。查体主要阳性体征为肠鸣音亢进，未及腹膜炎表现。腹部CT提示明显肠梗阻表现，梗阻点位于盆腔小肠内异物处。

综合患者病史、症状、查体及辅助检查，急性机械性完全性低位小肠梗阻诊断明确，小肠粪石所致可能性大。虽尚未有肠绞窄的发生，但已保守治疗5天未见好转，手术探查指征明确。手术探查最终确定了诊断，并在患者出现肠绞窄之前及时解除了小肠梗阻。

笔记

病例点评

　　本例患者急性机械性肠梗阻诊断明确，保守治疗后症状不缓解，具备急诊手术指征。结合既往病史，可以分析出胃石进入肠道后，（粪石）导致急性肠梗阻的可能。在肠梗阻的诸多病因中，不是常见的情况。术前腹部 CT 检查对诊断有一定的帮助，可以明确梗阻的位置，梗阻原因还需要结合病史及术中情况才能做出诊断。

（刘洋　赵宁）

007
粘连性肠梗阻伴小肠内疝一例

病历摘要

基本信息

患者，女性，56岁。主因"脐周阵发性绞痛，伴停止排气、排便3天"入院。

现病史：入院前3天出现腹痛，阵发性，脐周明显，伴呕吐，停止排气、排便。就诊于我院急诊，经保守治疗一直未见好转。

既往史：20年前曾行开腹阑尾切除术。

体格检查

生命体征稳定，神清，急性病容，心肺查体阴性，腹膨隆，腹式呼吸弱，全腹压痛阳性，脐周明显，反跳痛、肌紧张均阴性，肠鸣音亢进。

笔记

辅助检查

1. 血常规

WBC 2.88×10^9/L、GR% 59.5% 、CRP <1mg/L。

2. 影像学检查

腹部 CT 示：腹部小肠肠管可见多发积液，可见气液平，左下腹部分肠系膜纠集、扭曲；腹盆腔积液（图 7－1、图 7－2）。

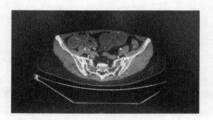

图 7－1 扩张积气积液的小肠

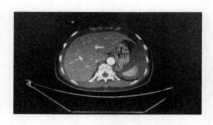

图 7－2 肝脾周积液

诊断

急性机械性完全性低位小肠梗阻：粘连性肠梗阻可能性大。

治疗

入院后完善术前评估，未见手术禁忌，全麻下行急诊剖腹探查。术中探查见距离回盲部约 50cm 处，有长约 40cm 的肠管被网膜和前腹壁之间形成的粘连带卡压形成内疝。松解粘连后肠管血运明显改善，蠕动情况良好（图 7－3）。术后诊断：粘连性肠梗阻，小肠内疝。患者恢复顺利，于术后 3 天出院。

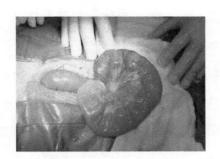

图 7-3　松解粘连后肠管血运明显改善，蠕动情况良好

随访

出院后 1 个月随访，患者恢复良好，未再有肠梗阻症状发作。

病例分析

该患者为中年女性，既往曾有开腹阑尾切除术病史。本次以典型急性机械性肠梗阻症状入院，发病 3 天，逐渐加重，保守治疗无效。查体主要阳性体征为肠鸣音亢进，未及腹膜炎表现。腹部 CT 提示明显肠梗阻表现，梗阻点位于盆腔小肠处，合并腹盆腔积液。

综合患者病史、症状、查体及辅助检查，急性机械性完全性低位小肠梗阻诊断明确，粘连性肠梗阻可能大。合并腹盆腔积液，不除外肠绞窄的发生，手术探查指征明确。手术探查最终确定了诊断，并在患者出现肠绞窄之前及时解除了小肠梗阻，避免了肠切除。

病例点评

本例患者急性机械性肠梗阻病史 3 天，保守治疗后症状不缓解，具备急诊手术指征。既往有阑尾切除术病史，应考虑粘连因素

37

导致的急性肠梗阻可能性大。查体无腹膜炎体征，肠鸣音亢进，无肠坏死表现，但腹部 CT 提示腹腔有较多腹水，也应考虑有肠管嵌顿的状态，应积极手术探查。术中发现部分小肠由于粘连因素形成内疝，但并未发生肠坏死，粘连松解后小肠血运恢复。如继续观察，24 小时内必将发生肠坏死，将被迫做小肠切除，且有可能发生感染性休克。因此，本例手术时机把握非常恰当。

（刘洋　赵宁）

008
盲肠肉芽肿导致
肠套叠一例

病历摘要

基本信息

患者，女性，79 岁。主因"腹痛 1 月余，加重 1 天"入院。

现病史： 患者 1 个月前无明显诱因出现腹痛，为阵发性绞痛，可自行缓解，发作无规律。1 天前再次发作时较前明显加重，难以忍受，排便黏稠带血丝，伴有恶心，反酸，无呕吐。就诊于我院急诊，CT 示：右下腹肿块影，形态改变，肠套叠？盆腔少量积液。急诊以"肠套叠"收入我科。发病以来，患者食欲差，睡眠可，大便习惯改变，小便无明显异常，体重无明显改变。

既往史： 胃炎 2 年余，未规律治疗。

体格检查

腹部略膨隆，未见胃肠型、蠕动波，腹软，右下腹饱满，局部固定压痛、反跳痛，肌紧张（±）。无液波震颤，无振水声，肝脾未触及，Murphy's 征阴性，肝、脾区叩击痛阴性，双侧肾区无叩痛，无移动性浊音，听诊肠鸣音活跃，约 6 次/分，无气过水声，无血管杂音。

辅助检查

1. 实验室检查

血 CEA 5.45ng/ml，余指标未见明确异常。

2. 影像学检查

腹部增强 CT 示：右下腹升结肠区可见一大小约 6.2cm×4.7cm 肿块，其内密度不均匀，部分可见环中环，似肠管结构（图 8 - 1A）；部分肠壁水肿增厚（图 8 - 1B）。盆腔似见少量积液。

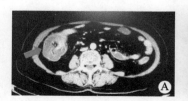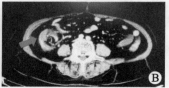

图 8 - 1　腹部增强 CT

诊断

肠套叠（回盲型）肿瘤待除外，盆腔积液，右肝钙化灶，慢性胃炎。

治疗

1. 术前准备

患者入院完善必要检查，评估患者一般情况，行急诊手术治疗。拟行手术：剖腹探查、根治性右半结肠切除术。

2. 手术情况

手术名称：剖腹探查、根治性右半结肠切除术。

过程：麻醉效果满意后，患者取仰卧位，常规消毒铺单，盖皮肤膜，做右侧经腹直肌切口，长约 15cm，逐层切开进腹，置切口保护圈。

探查：腹腔少量淡黄色腹水，腹膜未见种植转移结节，肝脏左右叶浆膜光滑，肝缘钝，未触及肿物，胆囊、胃、脾及盆腔未触及异常，探查回盲部见末段回肠套入盲肠内，局部盲肠壁水肿，阑尾粗短，系膜挛缩表现，挤压盲肠，还纳套叠回肠后，可于盲肠阑尾根部触及 3cm×2cm 大小的质硬肿块，盲肠局部浆膜水肿明显，无挛缩受侵，肠系膜根部未及明显肿大淋巴结。根据探查结果，拟行根治性右半结肠切除术。

手术过程：盲肠外侧切开后腹膜，沿 Toldt's 间隙由外向内绕过盲肠下缘做锐性分离至肠系膜根部，显露右侧生殖血管及输尿管，注意保护。上延盲肠外侧切口至结肠肝曲，切断肝结肠韧带，游离结肠肝曲。继续向右分离，显露十二指肠降部、水平部及胰头，切开右侧胃结肠韧带，断扎右结肠静脉，游离横结肠至预切断处。显露肠系膜根部，于回肠末端 15cm 预切断处向上切断系膜，同后方Toldt 间隙会师，依次显露回结肠动静脉、中结肠动静脉右支，分别于根部断扎，近端双重结扎，裸化回肠预切断处，钳夹切断并以纱布保护，切断大网膜至横结肠预切断处，局部肠管瘦身，钳夹切断移除标本（图 8-2），碘伏纱布消毒肠管，TLC55 行回肠结肠侧侧吻合（图 8-3），再以 TLC10 关闭肠管共同开口。3-0 可吸收线加固横结肠闭合端及吻合口交界处，关闭系膜孔，检查吻合口通畅，可容纳两指。吻合口旁置入引流管一根，自右下腹穿出。

再次检查，仔细止血，清点器械纱布无误，更换手套，逐层关腹，术毕。手术过程顺利，术中出血约50ml，未输血，手术结束时患者生命体征平稳，安返病房。

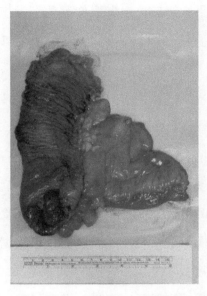

图8-2　切除之右半结肠标本

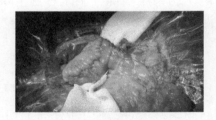

图8-3　回肠结肠侧侧吻合

3. 术后病理及组织学分期：（右半结肠）切除之回肠末段（长10cm，周径4cm），盲肠及部分升结肠（长16cm，周径7cm）。距回盲瓣3.5cm处盲肠内见一隆起，大小为4cm×3cm×3cm，切开见囊腔，长3.5cm，直径0.5~2.0cm，内含黏液，并突出于浆膜外。镜下：囊腔内含黏液、炎性渗出物，内壁为肉芽组织伴组织细胞及多核巨细胞反应，炎细胞浸润，未见内衬上皮，囊腔外为肠壁组织，提示为良性病变。两侧手术断端未见显著改变，肠系膜淋巴结

25 枚呈淋巴组织反应性增生。

最终诊断：盲肠肉芽肿伴肠套叠，盆腔积液，右肝钙化灶，慢性胃炎。

4. 术后恢复情况

术后第 3 日胃肠功能恢复；术后第 5 日进食流食；术后第 8 日出院。

病例分析

本例患者急性起病，腹痛伴黏液血便；查体显示右侧腹部固定压痛点，伴反跳痛；术前 CT 检查，升结肠区可见一大小约 6.2cm × 4.7cm 的肿块，其内密度不均匀，部分可见环中环，内见肠管结构及系膜，肠壁增强显示明显强化，升结肠肠壁水肿增厚，积液，考虑回 - 结肠肠套叠，做到了准确的定位诊断。结合患者高龄，术前血肿瘤标志物中 CEA 轻度升高，所以考虑肠套叠（回盲型）肿瘤待除外，故而采取急诊手术，切除病灶，解除肠管的套叠梗阻。术后病理诊断为盲肠肉芽肿。

知识点提示

肠套叠的概念最早由荷兰人 Paul Barbette 于 1674 年提出，是指一段肠管及其系膜套入其相邻肠管后引起的一系列病理生理改变。多见于婴幼儿，通常为急性肠套叠，典型临床表现为腹痛、腹部包块、血便三联征。成人肠套叠较少见，国外报道只占肠梗阻的 1%，占所有肠套叠患者的 5%。90% 的成人肠套叠病例继发于肠道本身的疾病，如肠肿瘤、肠息肉、肠憩室、炎性损伤、肠粘连、肠腔内异物等，其中肠道肿瘤是引起成人肠套叠的主要病因。

成人肠套叠有如下特点：①因肠腔相对较大，往往表现为不完全性肠梗阻；②成人腹肌发达，腹壁脂肪厚，腹部包块触诊不明显；③临床上血便少见，缺乏典型临床表现，难以早期诊断，容易误诊。成人肠套叠按套入的类型可分为小肠 – 小肠型（小肠套叠）、回肠 – 盲肠型（回盲部套叠）、结肠 – 结肠型（结肠套叠），其中回盲部套叠在临床上最为多见，占 80% ~ 90%。

由于成人肠套叠具有病因复杂、病程长、临床症状不典型等特点，术前误诊率及漏诊率较高，甚至很多病例在术中才能证实。既往报道成人肠套叠的诊断主要依据病史、体征及 X 线、B 超、CT 等辅助检查。特别是阵发性腹痛伴有不全性肠梗阻反复发作的患者，应警惕有肠套叠的可能，通过详细询问病史、腹部触诊等及时选择合适的检查手段。CT 分辨率高，不受肠道气液体和肠内容物的影响，肠套叠腹部 CT 图像表现为特异性同心圆、靶形征、套筒征，能够对肠套叠发生的位置作出准确定位。

对于慢性肠套叠梗阻反复发病的患者，术前最好将肠镜检查与螺旋 CT 相结合，能够提高成人肠套叠术前诊断率，能迅速确定成人肠套叠的病因、病变部位、受累肠管的范围和程度，可指导术前准备并有助于选择合适的手术方式。

病例点评

本例患者因间断腹痛 1 个月，加重 1 天入院，CT 检查提示右下腹肿块。腹痛伴腹部肿块时应考虑肠套叠的可能，成人的肠套叠多为器质性病变所致，结肠癌、小肠间质瘤是常见病因，往往需要术中探查及术后病理报告才能诊断。腹部 CT 并不是诊断肠套叠的依据，常有 CT 提示肠套叠，但术中探查并未发现异常的误诊病例。本例术前 CEA 指标增高，考虑结肠癌导致肠套叠可能，术中探查明确发现回盲部质硬肿物导致肠套叠，行右半结肠切除术，但术后病理报告提示盲肠肉芽肿（并非肿瘤），是较为少见的情况。炎症和肿瘤从局部表现来看有时不易区分，在不改变生理功能的情况下，行根治性切除是没有问题的。通过本病例，可见肠套叠病的关注点应该放在肠套叠本身的诊断和治疗原则上。

（张海翘　尹杰　赵宁）

笔记

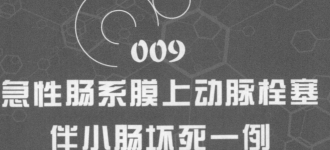

009
急性肠系膜上动脉栓塞
伴小肠坏死一例

病历摘要

基本信息

患者，男性，55岁。主因"腹痛伴停止排气、排便1周，加重1天"入院。

现病史：患者1周前无明显诱因出现腹痛，位于中上腹及左下腹，呈持续性绞窄性疼痛，进食后加剧，无排气、排便，无发热，无恶心、呕吐等不适，就诊于当地医院，行立卧位腹平片提示未见明显异常，考虑为反流性食管炎，予以抑酸对症治疗，未见明显好转，此后未进一步诊治。1天前患者腹痛加剧，伴有体温升高，最高38.7℃，就诊于我院急诊，查血常规提示 WBC 19.50×10^9/L，GR% 88.1%，CRP >160mg/L。行腹部增强 CT 提示急性血运性肠梗阻。

笔记

予以禁食水、胃肠减压、灌肠等对症处理后，患者症状未见好转。

既往史：无特殊。

体格检查

生命体征稳定，神清，急性病容，被动体位，心肺查体阴性，腹膨隆，腹式呼吸弱，全腹压痛阳性，中上腹、左下腹明显，反跳痛、肌紧张均阴性，肠鸣音 1 次/分。

辅助检查

1. 实验室检查

血常规：WBC $19.09 \times 10^9/L$、GR% 88.5%、HGB 145g/L；CRP 110mg/L。

2. 影像学检查

腹部增强 CT 示：①肝囊肿；②部分小肠（空肠）略显扩张，肠壁较均匀增厚，走行比较紊乱，周围肠系膜密度增高；③肠系膜动脉及腹主动脉粥样硬化；④动脉期肠系膜上动脉局部似见一分支发出后不再显影，分支斑块形成及分支闭塞不除外（图 9 -1）。

诊断

急性绞窄性肠梗阻：肠系膜上动脉栓塞。

治疗

入院后完善术前常规检查，备皮、术前签字，急诊行剖腹探查术。术中见距屈氏韧带约 50cm 处可见长约 60cm 颜色黑紫的空肠，已坏死，局部系膜未触及明显血管搏动，肠壁水肿不明显。坏死肠段近端空肠呈扩张表现，肠壁水肿，肠腔约 4cm，远端肠管正常。未发现粘连、内疝及扭转等情况，考虑血运性肠梗阻继发小肠坏死，行小肠部分切除术。术后患者恢复良好，加用抗凝治疗，于手术后 10 天顺利出院。

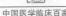

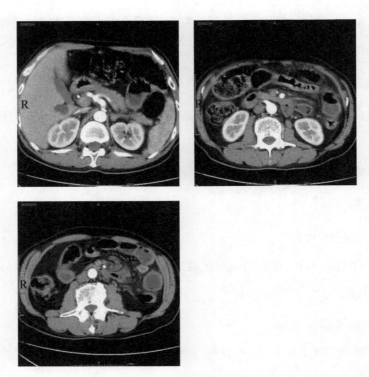

图 9-1 腹部增强 CT

随访

　　出院后 1 个月随访，患者恢复良好，未再有肠梗阻症状发作。

病例分析

　　该患者为中年男性，发病 1 周，腹痛呈持续性，阵发性加重。在当地对症治疗效果差。入院前 1 天，症状加重，伴发热。查体中上腹有固定压痛，肠鸣音不亢进。血象明显升高，CT 不除外肠管血运问题。

　　综合患者病史、症状、查体及辅助检查，急性肠梗阻诊断明确，血运障碍所致可能大。腹部增强 CT 对肠系膜血管病变诊断的准确率较高，患者腹部增强 CT 示肠系膜血管及主要分支的血运情况不佳，因此手术探查指征明确。术中发现小肠缺血坏死的表现，符合血运障碍所致小肠坏死，切除坏死肠管，患者顺利恢复。

知识点提示

血运性肠梗阻是由于肠系膜血管栓塞或血栓形成，使肠管血运障碍，继而发生肠麻痹而使肠内容物不能运行。这类疾病随着人口老龄化已不少见。其中发生在肠系膜动脉，特别是肠系膜上动脉者多于肠系膜静脉。因肠系膜血管急性血循环障碍，导致肠管缺血坏死，临床表现为血运性肠梗阻。可由下列原因引起，如：①肠系膜上动脉栓塞。栓子多来源于心脏，如心肌梗死后壁栓，以及心瓣膜病、心房纤颤、心内膜炎等；也可来源于主动脉壁上粥样斑块，栓塞可以发生在肠系膜上动脉出口处，更多见于远端狭窄处，常见部位在中结肠动脉出口以下。②肠系膜上动脉血栓形成。大多在动脉硬化阻塞或狭窄的基础上产生，常涉及整个肠系膜上动脉，也有较局限者。③肠系膜上静脉血栓形成。可继发于腹腔感染、肝硬化门静脉致血流瘀滞、真性红细胞增多症，高凝状态和外伤或手术造成的血管损伤。

病例点评

肠系膜血管病变是外科常见急腹症之一，与阑尾炎、肠梗阻、消化道穿孔、胆囊炎、胰腺炎并称"六大"急腹症，其中以肠系膜上动脉栓塞较为常见。病例特点为早期腹痛剧烈，而腹部压痛较轻，呈现症状和体征分离的现象，伴有肠坏死时也会出现腹膜炎表现。腹部增强 CT 对于肠系膜血管病变的诊断是比较准确的。血管造影也可以提供可靠的诊断依据，但不作为急诊首选的检查。本例在术前即明确诊断肠系膜上动脉分支栓塞，术中见空肠颜色黑紫、局部系膜未触及明显血管波动、肠壁水肿不明显，为干性坏死表现，符合动脉栓塞的诊断。如栓塞发生于肠系膜上动脉主干，则肠缺血坏死的范围可以累及全部小肠和右半结肠，病死率高，存活的患者发生短肠综合征可能性较大。

（杜旭　刘洋　赵宁）

010
粪石性乙状结肠穿孔一例

病历摘要

基本信息

患者，女性，77岁。突发右上腹疼痛3小时。

现病史：患者行左足骨科手术后住院恢复期间突发右上腹疼痛，考虑胆绞痛，给予654-2肌注，无缓解。腹部彩超未见肝、胆、胰、脾、肾异常，肠腔胀气。腹部CT见腹腔内游离气体。急查血气，血氧分压75.8mmHg；DIC：FDP 38.5mg/L，D-二聚体13.9mg/L；下肢静脉彩超提示左下肢腓静脉栓塞。胸部CT提示肺栓塞。考虑患者消化道穿孔，急需手术治疗；术前检查合并肺栓塞、下肢静脉血栓，病情危急，手术风险大，申请全院会诊，决定行剖腹探查术。

51

既往史：左足胫前肌腱探查固定术后第 5 天。慢性便秘病史 20 年。高血压病史 5 年，自诉曾因降压药用药后下肢水肿，半个月前至宣武医院心内科更改药物，现口服西尼地平片（致欣 10mg）1 片 qd、氯沙坦钾氢氯噻嗪片（海捷亚 50mg/12.5mg）1 片 qd、螺内酯 20mg qd。胃溃疡病史 3 年，偶有腹部不适、反酸等症状。否认心脏病史，否认糖尿病、脑血管病、精神疾病史。10 余年前因右膝关节卡顿，不能伸膝，于健宫医院行右膝关节镜手术；双膝骨关节病，右膝内翻 5 年，双膝间断疼痛、活动受限，近 1 年来加重；腰痛伴右下肢放射性疼痛 3 年，最远可放射至右小腿后侧，活动后加重。

体格检查

全腹膨隆，腹式呼吸减弱，全腹广泛压痛、肌紧张、反跳痛，未触及肿块，肝浊音界消失，肠鸣音消失。

辅助检查

1. 实验室检查

血常规：WBC 3.29×10^9/L，HBG 117g/L；生化：ALB 29.9g/L；尿常规：RBC 62 个/μl，WBC 139 个/μl，BACT 2298 个/μl；DIC：FDP 38.5mg/L，D-Dimer 13.9mg/L。血气：血氧分压 75.8mmHg。

2. 影像学检查

腹部 CT：腹腔游离气，下腹部皮下积气，腹盆腔积液；部分腹膜可疑增厚；请结合临床，建议强化进一步检查；腹部肠管多发积气，请结合临床；食管下段及胃壁可疑增厚，建议进一步检查；左侧附件区囊性病变，请结合临床，必要时 MR 检查；大网膜左侧结节灶，建议随访观察；双肺多发小结节及间质性改变，建议胸部检查。

胸部CT：双肺胸膜下可见多发小片状实变及模糊索条影。双肺下叶小叶间隔轻度增厚。双肺内可见多发小结节，较大者直径约0.8cm。右肺上叶可见奇叶。主气管、双肺支气管及其分支管腔通畅。双侧肺门及纵隔内可见多发小淋巴结，较大者短径约1.5cm。心脏形态、大小正常。增强后，右肺下叶后基底段及内基底段肺动脉分支管腔内可见小条状充盈缺损。提示肺栓塞。

下肢静脉彩超：左下肢腓静脉栓塞。

诊断

消化道穿孔伴急性弥漫性腹膜炎，肺动脉栓塞，左下肢静脉血栓，胃溃疡，高血压病，左足胫前肌腱探查固定术后，左足跖骨关节病，左侧平足畸形伴足外翻，双膝骨关节病，右膝关节镜术后。

治疗

1. 血管外科行下腔静脉滤器置入术。

2. 普通外科行剖腹探查术。

开腹：取右侧经腹直肌切口，长约20cm，上至脐上8cm，下至耻骨联合上5cm。逐层切开皮肤，皮下组织，腹直肌前、后鞘，交替钳夹提起腹膜，切一小口。淡黄色腹水溢出。保护内脏，扩大切口。

探查：腹腔内大量粪样物，约600ml，可闻及粪臭味。探查肝脏、胆囊、胃未及明显异常，十二指肠、胰头、胃窦、肝脏及盆腔未及肿块，小肠肠管及系膜明显充血水肿，小肠肠管扩张，以末段回肠为著，肠管、肠系膜、大网膜表面大量脓苔附着，结肠全段肠腔内充满质硬粪块，乙状结肠下段前侧（近直乙交界）可见直径约

2cm 穿孔，可见一粪块嵌顿于穿孔处（图 10 - 1）。其上段肠管扩张、肠壁菲薄。

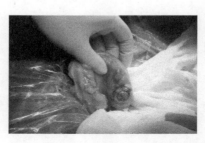

图 10 - 1　乙状结肠下段前侧（近直乙交界）可见直径约
2cm 穿孔，粪块嵌顿于穿孔部位

乙状结肠切除：游离乙状结肠，扩大穿孔处至直径约 3cm，将降结肠下段及直肠质硬粪块依次自穿孔处取出后（图 10 - 2），切断、结扎相应系膜组织，分别于乙状结肠穿孔部位上方 8cm、下方 1cm 处用 75mm 直线切割闭合器夹闭，切除穿孔处部分乙状结肠（图 10 - 3）。

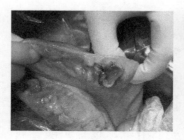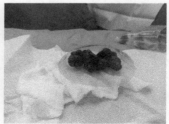

图 10 - 2　取出乙状结肠内的粪块

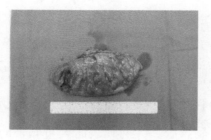

图 10 - 3　切除部分乙状结肠

乙状结肠造瘘：左下腹取直径约 3cm 圆形切口，逐层切开进腹，将近端乙状结肠肠管自此切口提出并修整，行单腔造瘘，提出肠管约 3cm，分别与腹膜、腹外斜肌腱膜、皮肤缝合固定，血运良好，无张力。

检查术野无出血，盆腔放置引流管 2 根，自左、右下腹引出体外，逐层关腹。

3. 术后病理诊断

（乙状结肠）结肠一段（长 10cm，周径 5cm），距一侧断端 1.7cm，另一侧断端 6.5cm，见一肠壁穿孔面积 2.2cm×1.5cm。镜下：穿孔处肠黏膜坏死，血管扩张、瘀血，急性浆膜炎，两侧断端肠壁大致正常。肠系膜淋巴结 3 枚呈急性炎性改变。

（结肠造口）肠管 1 段，长 3cm，直径 2.5cm，一段附皮肤。（造瘘口）皮肤及结肠黏膜呈慢性炎性改变，伴纤维组织增生。

4. 术后恢复情况

术后转入 ICU，患者因呼吸功能自主好转拔除气管插管，脉氧饱和度无下降。监测患者白细胞正常，中性粒细胞比偏高，今晨低热，全腹压痛较昨日好转，考虑腹腔感染、弥漫性腹膜炎，继续泰能抗感染治疗。因术前存在肺栓塞，给予抗凝治疗，监测患者凝血功能示 D - 二聚体高，无胸痛、胸闷等不适，氧合较好。监测患者血压、CVP 偏低，考虑感染性休克，于昨日予患者锁穿开放静脉通路，并予补液扩容、升压等对症治疗，后患者血压可维持于(110 ~ 130)/(55 ~ 70) mmHg，血管活性药物已减停。术后予禁食水、补充营养等治疗，逐渐康复出院。

随访

术后患者未再次于我院就诊。

病例分析

1. 围手术期处理：本例患者为左足手术后状态，突发消化道穿孔，且合并肺栓塞、左下肢血栓，应综合考虑各专科情况及治疗之间的关系，因此请院内多学科会诊，决定治疗方案。

2. 右上腹疼痛通常考虑胆道疾病、肝脏疾病导致的外科急症，经腹部 CT 检查证实为消化道穿孔后，也应考虑为上消化道穿孔还是下消化道穿孔。患者既往有胃溃疡病史，上消化道穿孔的可能性较大，但经手术探查为下消化道穿孔。

3. 形成明显气腹的原因可能为粪石先引起结肠闭袢性肠梗阻，结肠内压力较高，在结肠穿孔时大量气体溢出至腹腔。但患者发病时即为弥漫性腹膜炎表现，并无机械性肠梗阻的过程，因此尚不能诊断急性机械性肠梗阻。由于患者术后平卧体位，腹膜炎形成后腹腔渗液聚集于腹腔低点，肝肾隐窝的位置，引起右上腹疼痛明显的症状。

4. 手术探查时发现穿孔部位后，穿孔部位的孔径较大，临近部位肠壁菲薄，应做病变肠段的切除；由于左半结肠穿孔，不宜直接做肠吻合，只能先做结肠造口，待病情稳定后择期造口还纳。

病例点评

本病例为骨科术后卧床恢复期间发生的粪石性结肠穿孔、急性弥漫性腹膜炎，合并肺动脉栓塞、下肢静脉血栓，病情较为复杂。启用院内多学科会诊流程确定治疗方案，根据病情，需要急诊手术解决的问题是消化道穿孔、弥漫性腹膜炎；肺动脉栓塞症状较轻，不作为手术禁忌证；下肢静脉血栓可以采用卧床、抗凝的方式治疗，但考虑需要进行手术治疗，为防止血栓脱落加重肺栓塞，在腹部手术前预先做下腔静脉滤器置入术。手术探查所见为粪石导致乙状结肠穿孔，按照外科处理原则行病变肠管切除、结肠造口术。本病例特殊之处并不在于外科手术本身，而在于外科急腹症合并其他急症时的处置顺序。

（颜姝　武亚东　赵宁）

011
妊娠期自发性肝破裂一例

病历摘要

基本信息

患者，女性，33岁。主因"停经36⁺⁶周，不规律下腹痛6小时"入院。

现病史：停经36⁺⁶周，孕检早期B超提示胎儿大小符合孕周，核对孕周无误。我院建册，定期产检。孕早期无阴道出血史。孕12⁺周B超提示子宫右侧壁肌瘤？3.6cm×3.6cm，后B超未检出。唐氏筛查未见异常。孕20⁺周自觉胎动活跃至今，孕23⁺周胎儿筛畸B超提示未见异常。三次孕期OGTT分别为3.84mmol/L、6.69mmol/L、6.31mmol/L，正常。孕17⁺周产检血压141/84mmHg，后产检血压波动在（130～140）/（70～90）mmHg，尿蛋白均阴性。

孕中晚期无头晕、眼花及血压升高等不适。6 小时前无明显诱因出现下腹疼痛，持续不缓解，无腹胀、呕吐、腹泻、发热等伴随症状。否认外伤史，就诊于我院急诊，考虑"妊娠 36^{+6}周，先兆早产"收入院。

既往史：体健。否认糖尿病、高血压、肾炎等慢性病史。否认肝炎、结核病史，否认外伤、手术及输血史。否认食物、药物过敏史。妊次：1，产次：0。

体格检查

体型肥胖，腹部均匀性膨隆，触诊不满意（余略）。

辅助检查

1. 实验室检查

血常规：WBC 13.18 × 10^9/L，GR% 90.2%，HGB 95g/L，HCT 28.9%，PLT 111×10^9/L。

生化：ALT 281U/L，AST 392.2U/L，LDH 525U/L，ALB 24.0g/L，PT 11.9s，PTA 85.5%，FDP 31.80mg/L，D-Dimer 13.00mg/L。

2. 影像学检查

急诊 B 超：胎位头位，未见胎心搏动。胎盘：位于右前壁，Ⅱ级，厚约3.3cm，与肌层界限尚清，腹腔内见大量液性暗区，最深处深6.7cm。B 超引导下腹腔内穿刺抽出陈旧性积血5ml。

诊断

腹腔内出血：子宫血管破裂出血？HELLP 综合征？胎盘早剥？妊娠 36^{+6}周，胎死宫内，慢性高血压合并妊娠，肥胖症。

治疗

1. 产科手术情况

完善备血等术前准备，急诊行子宫下段剖宫产术 + 开腹探查术。腹腔见大量不凝血，量约2000ml，吸出积血后，逐层切开子宫浆膜层及子宫肌层，以左枕前位手托胎头娩出一死女婴，断脐后交台下，羊水清，量约400ml，胎盘、胎膜娩出顺利，未见剥离及积血。1－0可吸收线连续缝合子宫肌层一次，再以1－0可吸收线连续褥式二次缝合子宫肌层，以1－0可吸收线连续缝合子宫浆膜层。仔细探查子宫及双附件外观，未见异常，表面无异常新生物及出血。探查腹腔，积血似自上腹部肝区流出，活动性出血。遂请外科上台会诊处理。

2. 外科手术情况（一期手术）

肝脏呈明显脂肪肝样改变，肝脏体积明显增大、质地糟脆。肝脏右叶脏面、膈面大面积被膜破裂，肝脏表面可见大量血块（图11－1）。适当清理血凝块，可见肝实质多处活动性出血及被膜下血肿。未见明确占位性病变。术中诊断：自发性肝破裂出血、脂肪肝。尝试肝针行间断褥式缝合，但肝脏被膜质地糟脆，难以形成有效压迫。遂于肝被膜不完整处覆盖止血纱布和止血海绵、喷洒止血粉，并进一步使用纱垫填塞于肝脏周围以压迫止血。术中腹腔游离血加出血共4000ml，回输自体血900ml，输入同型浓缩红细胞8单位，同型血浆1200ml，凝血酶原复合物600单位，纤维蛋白原4g，氨甲环酸1g，尿量200ml。

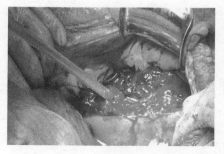

图11－1　肝脏表面可见大量血块

3. 一期术后恢复情况

患者术后转入重症监护室，化验肝功能异常：ALT 1171U/L，AST 1518.1U/L，LDH 1292U/L，T - BIL 62.26μmol/L，D - BIL 46.92μmol/L。转入后血红蛋白进行性下降，并出现DIC，PT 13.4s，PTA 66.3%，FDP 8.40mg/L，D - Dimer 3.00mg/L。予以输血、补液、输注血浆改善凝血，以及输注凝血因子等治疗，血红蛋白逐步平稳在100g/L左右水平，凝血功能障碍逐渐改善，肝功能好转，ALT 172U/L，T - BIL 45.88μmol/L，于一期手术后第6天再次手术治疗。

4. 二期手术情况

拆除原切口缝线逐层进腹。见腹腔内大量褐色腹水流出，量约2000ml，吸净腹水可见肝膈面上次手术填塞纱布（图11 - 2）。将腹腔其余部位冲洗干净后，小心取出纱布，避免再次损伤肝脏。取净纱布后可见右肝大面积血肿、肝被膜破裂，其中肝缘处仍有少量渗血（图11 - 3）。使用氩气刀止血后喷洒止血粉、覆盖止血海绵，再次探查未见明显出血。清点器械、纱布无遗漏，于肝下置引流管，逐层关腹，并使用内外减张线间断减张缝合。术中出血约100ml，生命体征平稳，术后气管插管未拔，回ICU继续监护、治疗。

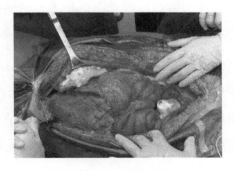

图11 - 2　可见一期手术填塞的纱垫

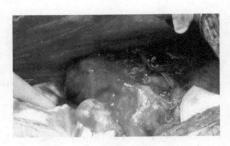

图 11 –3 取出填塞的纱垫

5. 二期术后恢复情况

血红蛋白在未输血的情况下可大致维持稳定。肝酶、胆红素水平整体呈下降趋势。二次术后第 5 天床旁腹部彩超检查结果提示：肝周积液最宽处 4.7cm，行超声引导下肝周积液穿刺术，引出黄褐色脓性引流液 110ml，并予充分引流，引出量约 1500ml。由于患者腹腔内曾留置异物（止血用纱垫），二期术前已有腹腔感染表现，术后根据血清学指标和引流液培养结果，调整抗生素为泰能＋稳可信＋科赛斯，逐渐调整并减停。患者转入 ICU 后出现过氧合指数下降、PICCO 提示肺水增多表现，考虑患者因失血性休克及大量输注库存血导致肺水肿，进而出现 ARDS，予以动态调整呼吸机参数改善氧合、床旁血滤除水减轻肺水肿、精细化体液管理避免容量负荷过重后，患者氧合情况好转。患者术后监测心肌酶学曾有升高，间断血压偏高，考虑与创伤及应激等因素相关。间断应用小剂量合贝爽降压、控制心率，精确调整出入量，之后循环情况整体稳定、心肌酶下降。患者因大量失血进而出现急性肾损伤、代谢性酸中毒等表现，予以床旁血滤支持治疗，患者肌酐逐渐降至正常，自主尿量正常。患者停用镇静、镇痛治疗后，神志转清，但精神弱。曾出现幻视、淡漠、间断躁动，有轻生倾向。请神经内科会诊，考虑与患者创伤打击及药物因素有关，加用再普乐抗抑郁治疗，加强心理疏导，并嘱家属陪床、安抚，后患者未再出现神经、精神相关症状。

二次术后第 39 天出院。

随访

患者出院后间断门诊复查，病情稳定。术后 5 个月因胸腔积液穿刺引流。期间化验：WBC 7.82×10^9/L，GR% 67.1%，HGB 118g/L，HCT 37.0%，PLT 302×10^9/L，ALT 7U/L，AST 27.3U/L，T – BIL 10.82μmol/L，ALB 31.7g/L，PT 11.9s，PTA 93.0%，FDP 43.30mg/L，D – Dimer 14.90mg/L。

病例分析

本病例为妊娠 36^{+6} 周合并自发性肝破裂，就诊时以产科急诊收入院，剖宫产术中发现肝破裂，急性起病，症状隐匿，术前未能做出准确诊断，也未能留下相应的影像学资料。手术治疗是有效的治疗肝破裂的方法，在患者病情危重、初次手术止血效果不好的情况下，果断采取损伤控制理念进行治疗。患者脂肪肝严重，肝脏质脆，多处破裂，但无大血管、大胆管破裂，计划一期手术以救治生命为主，予快速纱布填塞止血并全层关腹。术后 ICU 生命支持，维持脏器功能，病情初步稳定后二期手术取出纱布、肝脏止血。

知识点提示

损伤控制外科（damage control surgery，DCS）是由美国海军提出的针对严重腹部外伤救治理念。相比于一期完成止血、重建，DCS 理念下的一期控制出血、减轻污染，二期精确止血、重建等，能明显增加存活率。这一理念在两次中东战争中得到证实并推广。DCS 的原理在于严重创伤导致的严重内环境紊乱，常伴有"致命三联征"：代谢性酸中毒、低体温、凝血障碍。在此基础上的大手术会加重机体紊乱、增加复苏难度。因为病患更容易死于未纠正的休克，而不是未修补的器官。文献列出了需要运用 DCS 理念的病情指标：中心温度 < 35℃、pH < 7.3、BE < −15 和（或）明显的凝血功能障碍。采用快捷、简单地操作，控制伤情恶化，保留进一步处理的条件，使患者获得复苏的时间，有机会再进行完整、合理的手术，这是 DCS 的精髓。DCS 的治疗手段中，腹腔填塞是一种简捷而有效的方法。在初步的损伤控制后，损伤控制性复苏也至关重要，包括液体复苏、合理用血、脏器功能维护等。

病例点评

这是一例妊娠期自发性肝破裂，经损伤控制理念成功救治的病例。妊娠合并自发性肝破裂可见于文献个案报道，常见于孕晚期及产后数天的高危孕产妇，高危因素包括肝脏疾病，如严重脂肪肝，胎动、孕吐、妊娠期高血压、先兆子痫等，表现为腹痛、急性失血、先兆子痫等。由于罕见，易被疑诊为妊娠常见症状或合并的急腹症。该疾病容易出现多器官功能衰竭，死亡率高达 50%。其病因不明，可能与肝脏原有疾病基础上的肝脏充血有关。其治疗原则为终止妊娠同时探查止血。除了肝破裂、腹部创伤外，DCS 的理念还可以推广到复杂的择期手术中，如腹腔巨大肿瘤、腹膜后肿物、腹腔严重粘连、直肠手术骶前静脉损伤出血等。DCS 治疗是外科医生必须掌握的技能。

（冈天然　吴鸿伟　赵宁）

012
乙状结肠癌伴穿孔一例

病历摘要

基本信息

患者,女性,63岁。主因"发热伴腹胀、腹痛6天"入院。

现病史: 患者自述6天前无明显诱因出现发热,伴腹胀、腹痛,体温最高39.5℃,无寒战,间歇性左下腹疼痛,无放射痛,无腹泻,无呕血、黑便,无恶心、呕吐,未排气、排便,于社区医院行输液抗感染治疗,腹痛、腹胀症状未见明显好转,遂就诊于我院急诊,查血常规示: WBC 16.23×10^9/L, GR% 87.6% 。行立位腹平片: 膈下游离气体影,考虑消化道穿孔可能。急诊予禁食水、胃肠减压对症治疗。患者上腹痛症状无好转,现为行手术治疗,急诊以"消化道穿孔"收入院。

笔记

65

既往史： 2 型糖尿病病史 5 年，规律口服降糖药。甲状腺结节术后 3 年。

体格检查

全身浅表淋巴结未触及肿大，腹平坦，未见胃肠型及蠕动波，无腹壁静脉曲张；腹软，全腹压痛，以左下腹压痛为著，左下腹部伴反跳痛，肌紧张不明显，未触及包块，无液波震颤与振水声，肝、脾肋下未触及，胆囊未触及，Murphy's 征阴性；叩呈鼓音，无肝、肾区叩痛，无移动性浊音；肠鸣音 1 次/分，无气过水声及血管杂音。肛诊：膝胸位，肛缘皮肤正常，肛门括约肌紧张度适中，未触及肿物，指套无染血。

辅助检查

1. 实验室检查

血常规：WBC $16.35 \times 10^9/L$，GR% 87.9%，HGB 103g/L，PLT $356 \times 10^9/L$。电解质：K 3.02mmol/L，Na 134.7mmol/L，ALB 30.5g/L。

2. 影像学检查

立位腹平片：膈下游离气体影，考虑消化道穿孔可能，请结合临床（图 12 - 1）。

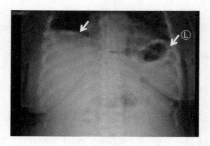

图 12 - 1　立位腹平片，箭头提示膈下游离气体

腹盆增强 CT：①腹腔及直乙交界处多发游离气体，考虑消化

道穿孔；直乙交界处局部肠壁增厚，周围软组织影及多发淋巴结，请结合临床除外恶性肿瘤可能；②腹盆腔大量积液（图 12 - 2）。

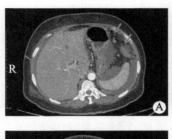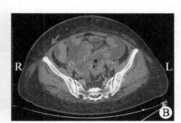
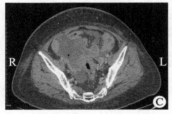

注：A：红箭头显示上腹部游离气体，蓝箭头显示肝脏、脾脏周围积液；B：红箭头显示盆腔游离气体；C：红箭头显示直乙交界处肠壁增厚，蓝箭头显示盆腔积液

图 12 - 2　腹盆增强 CT

诊断

乙状结肠癌伴穿孔，急性弥漫性腹膜炎，2 型糖尿病，甲状腺结节术后。

治疗

1. 术前准备情况

禁食水、胃肠减压、补液，以及维持电解质及酸碱平衡。

2. 手术情况

手术名称：姑息性乙状结肠癌切除术 + 回肠部分切除术 + 降结肠造口术。

3. 手术过程

麻醉满意后，常规消毒、铺巾，贴皮肤膜，取左中下腹旁正中切口，长约20cm。依次切开皮肤、皮下组织、腹直肌前鞘、腹直肌、腹直肌后鞘及腹膜，逐层切开进腹，分离粘连后继续探查。

探查所见：腹腔内见大量黄色腹水，量约3000ml，可闻及臭味，注射器留取少量送培养；脾脏及肝脏未及明显结节，胃、胰腺未触及明显占位，小肠肠管未见明显扩张。探查见乙状结肠约10cm×8cm×7cm大小肿物，质脆，浸润性生长，侵及浆膜，侵及距离回盲部约20cm小肠系膜，肠系膜未触及肿大淋巴结，肿物触之易出血。考虑肿瘤局部晚期状态，结肠穿孔，腹腔感染重，故拟行姑息性乙状结肠癌切除术＋回肠部分切除术＋降结肠造瘘术。

主要过程：松解乙状结肠与周围组织粘连，分离侧腹腹膜，保护左侧输尿管，沿左后腹膜钝锐游离乙状结肠系膜，分离、切断、结扎乙状结肠系膜血管，以直线型切割缝合器离断并闭合乙状结肠癌近端，闭合器切割闭合远端直肠，浆肌层包埋缝合远断端。距回盲部15cm，扇形切除受侵犯之回肠肠管约20cm，移除标本（图12-3），两断端后壁全层内翻锁边缝合＋前壁水平褥氏内翻缝合＋浆肌层包埋吻合口。充分游离降结肠并将其断端无张力牵引至左侧腹，常规行降结肠造口术。清点器械纱布无误后，逐层关腹。

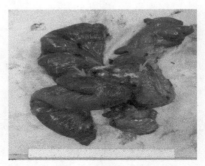

注：红箭头显示乙状结肠肿瘤，侵犯回肠系膜；蓝箭头显示切除之回肠

图12-3 切除的肠管

4. 术后病理及组织学分期

乙状结肠 + 部分回肠：溃疡型低分化癌，癌瘤侵透浆膜，累及回肠浆膜下，脉管内见广泛癌栓；两侧回肠手术断端及两侧结肠断端未见癌残留，肠系膜淋巴结 5/12 枚见癌转移。术后诊断：乙状结肠癌（$pT_{4b}N_{2a}M_0$，Ⅲ c）。

5. 术后恢复情况：术后患者恢复顺利；术后第 2 日造口排气、排便；术后第 3 日进食半流食；术后第 5 日顺利出院。

随访

术后 3 周开始给予 Xelox 方案化疗。定期随访复查。

病例分析

本病例明确诊断为消化道穿孔伴急性弥漫性腹膜炎，术前行 CT 检查发现直乙交界处局部肠壁增厚，不除外恶性肿瘤可能，则考虑乙状结肠癌伴穿孔的诊断。术中探查证实为乙状结肠癌，肿瘤巨大、侵犯至部分小肠，穿孔后引起的腹腔感染严重。手术方式以切除肿瘤原发病灶及受侵器官、结肠造口及清洗腹腔为原则。

知识点提示

结直肠癌的发病率和死亡率逐年上升，据不完全统计，在 2012 年全世界新发恶性肿瘤中，男性结直肠癌占新发病例第 3 位，女性占第 2 位，新发结直肠癌病例超过 130 万例，死亡近 70 万例。结直肠癌也是我国人民健康的巨大威胁，2015 年全国结直肠癌估算新发病例 37.6 万，位居癌症谱第 5 位。乙状结肠癌早期不易发现，多数患者就诊时往往已是中晚期。治疗以手术切除为主，对于未发生远处转移者推荐根治性乙状结肠切除术。

　　结肠穿孔是结肠癌比较严重的并发症，发生形式有：①癌肿直接浸润肠壁，穿破浆膜层引起穿孔；②癌肿破裂穿孔；③癌肿邻近处坏死穿孔。临床表现为急性弥漫性腹膜炎、亚急性穿孔脓肿形成、慢性穿孔结肠内瘘形成等。对于右半结肠癌伴穿孔，如患者全身和局部情况允许，可行Ⅰ期根治术并吻合；而对于左半结肠癌灶穿孔，如患者全身和局部条件较好，可行Ⅰ期根治手术，并建议行结肠造瘘术，即切除肿瘤肠段，近端结肠外置造口，远端结肠封闭。待3~4个月后再行造口还纳，可避免Ⅰ期手术吻合口瘘的危险，如病情不允许切除癌肿肠段，单纯行穿孔修补、癌肿近端结肠造口术。因此，应当根据术中具体情况选择恰当的手术方式。

病例点评

　　本病例的难点在于结肠癌侵犯小肠后，肠管的局部解剖不易准确识别，病变的实际位置、肠管的走行需要仔细探查才能确定，在准确识别肠管走行前不能轻易做肠切除吻合术，以免造成消化道重建过程中的错误。患者穿孔时间较长、腹腔污染严重，应力求缩短手术时间以利于恢复，因此仅做乙状结肠癌姑息性切除。左半结肠穿孔，首选降结肠造口术，如恢复顺利、病情平稳，可以考虑择期行造口还纳术，通常在初次手术后3~6个月进行。术后根据病理分期决定是否化疗，并按照结肠癌的复查方式进行随诊。患者术后第5天即出院，未发生围手术期的任何并发症，说明急诊处理及时，手术方案得当，尤其腹腔冲洗非常充分，避免了脓毒症、腹腔脓肿形成等并发症。

（颜姝　李俊　赵宁）

013

克罗恩病伴结肠穿孔一例

病历摘要

基本信息

患者，男性，57 岁。主因"持续性下腹疼痛 11 小时"入院。

现病史：患者自诉 11 小时前无明显诱因出现下腹疼痛，为持续性疼痛，程度较剧烈，曾有 1 次恶心、呕吐，呕吐物为胃内容物，间断排气，排少量稀便 1 次。无放射痛，无发热、寒战，无腹泻，无呕血、黑便等，就诊于我院急诊，查血常规提示：WBC 14.69×10^9/L，GR% 83.8%。行立位腹平片：双侧膈下少许游离气体影，请结合临床病史，建议短期复查。行腹盆腔 CT 示：腹腔内游离气体影，考虑消化道穿孔，请结合临床病史，建议复查。腹腔少许积液。急诊予禁食水、胃肠减压、抗炎、抑酸对症治疗。患

笔记

者下腹痛症状无好转，现为行手术治疗，急诊以"消化道穿孔?"收入院。患者自发病以来未进食，睡眠差，小便无异常，未排便，体重无明显变化。

既往史：克罗恩病 8 年，口服药物治疗，具体不详。糖尿病 7 年，口服药物治疗，具体不详，血糖控制良好。半年前行血管超声提示左侧大脑中动脉狭窄（轻度），右侧锁骨下动脉盗血（完全型）。

体格检查

全腹压痛（＋），反跳痛（＋），肌紧张（＋），全腹叩诊呈鼓音。

辅助检查

1. 实验室检查

WBC 14.69×10^9/L，GR% 83.8%。

2. 影像学检查

立位腹平片：双侧膈下少许游离气体影。腹盆腔 CT（图 13 - 1）：腹腔内游离气体影，考虑消化道穿孔。腹腔少许积液。

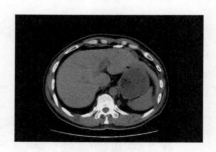

图 13 - 1　腹盆腔 CT

诊断

急性弥漫性腹膜炎，消化道穿孔? 克罗恩病，2 型糖尿病，左侧大脑中动脉狭窄（轻度），右侧锁骨下动脉盗血（完全型），脊髓灰质炎。

治疗

1. 手术情况

手术名称：剖腹探查＋结肠部分切除术＋横结肠造口术。

探查：腹腔内可见脓性粪样腹水300ml，结肠脾曲可见裂孔约2cm，周围肠管明显水肿、增厚、质脆，考虑患者克罗恩氏病合并结肠脾曲穿孔（图13 -2）。

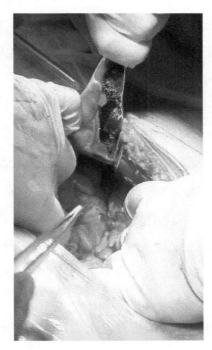

图13 -2　术中见结肠脾曲穿孔

游离左半结肠：切开结肠脾曲、降结肠侧腹膜，完全游离结肠脾曲，注意保护左侧输尿管、脾脏等。从横结肠中部打开胃结肠韧带，左至结肠脾曲，完全游离结肠脾曲后暴露结肠中血管及分支，上钳切断，3 -0可吸收线双重结扎。游离结肠脾曲穿孔部位远、近端各8cm肠管，强生直线切割闭合器离断结肠，至此将结肠脾曲及近左半横结肠完整游离，移除标本（图13 -3、图13 -4）。

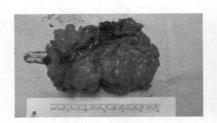 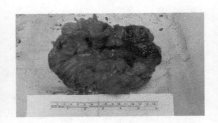

图 13 - 3　结肠脾曲两端　　　　　图 13 - 4　标本肠腔已剖开，
　　　各 8cm 肠管　　　　　　　　　　未见肿瘤

　　腹腔温盐水冲洗后吸净，观察无活动性出血，残余结肠空虚，血运良好，无穿孔。于右上腹行横结肠单腔造口术，造口部肠管血运良好，肠管无张力，系膜无扭转。左侧腹腔放置引流。

　　2. 术后病理报告

　　（左半结肠）结肠一段（长 13cm，周径 4～7cm），距一侧断端 3cm，另一侧断端 6cm 处见一破裂口，长 2cm，破裂口处肠管狭窄，质脆。部分肠管区域灰黑色，其余肠管未见显著改变。

　　镜下：肠壁内炎性细胞浸润伴黏膜溃疡形成、急性浆膜炎。部分肠壁内血管瘀血，瘀血性出血伴黏膜坏死，并见灶性结肠黏膜增生性息肉，两侧断端肠壁呈急性浆膜炎。肠系膜淋巴结 19 枚呈淋巴组织增生，结合临床及大体所见符合肠穿孔改变。

　　3. 术后恢复

　　术后第 2 天排气，拔除胃管；术后第 3 天进食半流食，肠鸣音好；术后第 10 天出院。

随访

　　出院后症状未再发作。

病例分析

　　根据患者 11 小时前无明显诱因出现持续性、程度较剧烈的下

腹疼痛，查体全腹压痛（＋）、反跳痛（＋）、肌紧张（＋），呈现明显的腹膜炎体征，立位腹平片见双侧膈下少许游离气体影，腹盆腔 CT 示腹腔内游离气体影，消化道穿孔诊断明确。腹痛发生部位为下腹，上消化道穿孔的可能性偏小。患者症状较重，病因不明，经过禁食水、胃肠减压、抗炎、抑酸的对症保守治疗，症状无好转，决定手术治疗。术中发现结肠脾曲穿孔，结合克罗恩病 8 年的病史，考虑克罗恩病引起结肠穿孔。手术范围以切除穿孔形成部位临近的肠管为原则。穿孔部位位于左半结肠，行横结肠造口术。

知识点提示

消化道穿孔是普外科常见的急腹症典型病例之一，具有起病急，进展快，感染重等特点。查体时常有典型的腹膜炎症状（压痛、反跳痛、肌紧张）。需要住院医师及时做出准确诊断，鉴别出穿孔的部位、性质及原因，针对病情制定一系列相关有效的治疗措施。手术治疗是急性消化道穿孔行之有效的治疗手段。下消化道穿孔的特点是革兰氏阴性杆菌引起的弥漫性腹膜炎，容易引起感染中毒性休克，病情凶险，需要及时手术。并且常常需要做临时性造口，避免一期吻合时由于组织水肿导致吻合口瘘的发生。

🏥 病例点评

本病例经急诊首诊，腹膜炎、消化道穿孔诊断明确，腹痛症状较重，无缓解趋势，行急诊手术治疗，术中发现结肠脾曲穿孔，行穿孔部位肠管切除、横结肠造口术。有两点特殊之处需要注意：

1. 在消化道穿孔诊断明确后，是否有必要先保守治疗，观察症状能否缓解？只有空腹状态下的上消化道穿孔，才有可能经过保守治疗好转，但也需要严密观察、随时准备手术治疗。在穿孔病因、部位均不明确的情况下，还是应该尽早进行手术。

2. 克罗恩病可累及消化道各个部位，通常以回肠末端最易累及，常表现为慢性腹痛和小肠内瘘。本病例以结肠穿孔导致腹膜炎为症状，在克罗恩病中为少见情况。

（于乐漪　刘小野　赵宁）

014
乙状结肠癌合并急性
肠梗阻一例

病历摘要

基本信息

患者,男性,76岁。主因"排便习惯改变半年,间断腹痛伴停止排气、排便2天"入院。

现病史: 患者半年前无明显诱因出现排便习惯改变,主要表现为大便次数减少、大便变细,无腹痛、发热、便中带血、排气排便停止等不适,未予诊治。2天前无明显诱因出现腹痛,逐渐加重,伴腹胀、恶心、呃逆、停止排气排便,无呕吐、发热。到我院急诊就诊,CT示:①乙状结肠肠管增厚,恶性病变可能;②结肠梗阻,梗阻位于乙状结肠,考虑乙状结肠占位所致可能大。给予禁食、补液、抑酸、抗生素、灌肠等治疗,腹痛症状减

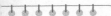

轻，灌肠后可排稀便。现为进一步诊治收入院。患者自发病以来精神可，睡眠一般，饮食较前减少，小便同前，大便如上述，体重减轻 5kg。

既往史：高血压病史 3 年，陈旧性脑梗死，痔疮术后。药物过敏史：磺胺类药物。食物过敏史：明太鱼。其他无特殊。

体格检查

腹部外形平坦，未见胃肠型及蠕动波，无腹壁静脉曲张，左下腹压痛（＋）。无液波震颤与振水音，无气过水声及血管杂音。直肠指诊：患者膝胸位，肛门括约肌松紧度正常，肛管及直肠触诊范围内未及肿物，退出指套可见少量大便，无血迹。

辅助检查

1. 实验室检查

ALB 35.9g/L，未见电解质紊乱。AFP 2.08ng/ml，CEA 4.79ng/ml，CA199 15.00U/ml，CA125 19.10U/ml，CA724 1.79U/ml。

2. 影像学检查

腹盆腔增强 CT（2018 年 12 月 16 日于我院）示：乙状结肠管壁增厚（图 14 - 1），可见肿块影，最厚约 1.7cm，CT 值约 42HU，增强后动静脉期约 92HU、97HU。其以上结肠内见较多内容物影，肠管扩张、可见气液平（图 14 - 2）。考虑：①乙状结肠所见，恶性病变可能，请结合临床及镜检；②结肠梗阻，梗阻位于乙状结肠，考虑乙状结肠占位所致可能大，请结合临床；③前列腺增大伴钙化。

诊断

乙状结肠占位，结肠癌可能性大，急性完全性机械性低位肠梗阻，高血压病 3 级（高危组），陈旧性脑梗死，前列腺增大伴钙化，痔疮术后。

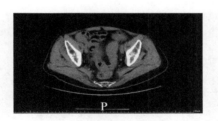

图 14 -1 乙状结肠管壁增厚

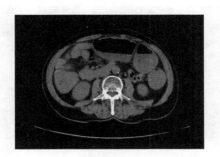

图 14 -2 肠管扩张、可见气液平

治疗

1. 内镜下结肠支架置入术

入院后积极完善结肠镜检查提示：乙状结肠占位，考虑乙状结肠癌，遂行内镜及 DSA 下乙状结肠支架置入术。术后患者腹痛症状减轻，大便次数频繁，4～5 次/日，多为黄色稀便。

肠镜检查具体过程（图 14 -3）：循腔进镜，距肛门 35 cm 处见环周肿物，质脆易出血，肠腔明显狭窄，内镜无法通过，造影管配合导丝越过狭窄段。造影示：导丝位于肠腔内，局部狭窄明显，近端肠管明显扩张，循导丝置入 2.5 cm×8.0 cm 金属支架，透视下见支架越过狭窄段，位置可，可见粪水涌出。

2 周后复查腹盆腔 CT：乙状结肠支架置入术后（图 14 -4），管壁增厚，最厚约 1.7 cm。肠道清洁度差，肠内容物较多，部分肠管处于收缩状态，观察欠满意。升结肠、横结肠及降结肠肠壁

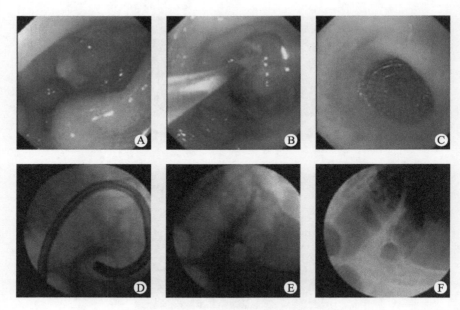

图 14 –3 肠镜乙状结肠支架置入

可疑稍增厚。肠周脂肪间隙模糊，可见多发索条及小结节影。与
2 周前比较：①乙状结肠支架置入术后，请结合临床；②原结肠
梗阻较前消失（图 14 –5），结肠充盈欠佳，部分肠管处于收缩状
态，观察欠满意；升结肠、横结肠及降结肠肠壁可疑增厚，肠周
脂肪间隙渗出，炎性病变可能性大，请结合临床；③前列腺钙
化灶。

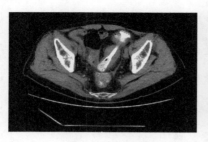
图 14 –4 乙状结肠支架置入术后

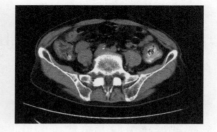
图 14 –5 肠梗阻较前缓解

2. 腹腔镜辅助乙状结肠癌根治性切除术

进镜：常规消毒、铺巾、贴皮肤膜。气腹针建腔。

探查：探查盆腔，可见肿物位于乙状结肠下段，大小约 4.0cm× 3.0cm×3.0cm，距腹膜返折约 15cm，未侵透浆膜层。遂决定行腹腔镜辅助乙状结肠癌根治性切除术。

切除、吻合：提起乙状结肠，于结肠系膜根部游离肠系膜下动静脉，清扫 D3 组淋巴结单独送检，于结肠系膜根部游离肠系膜下动脉及其分支（直肠上动脉、左结肠动脉及乙状结肠动脉），清扫脂肪及淋巴组织，送第 253 组淋巴结，保留直肠上动脉，将乙状结肠动脉及左结肠动脉以塑料夹于其根部闭合切断，游离肠系膜下静脉，以塑料夹闭合后切断，各血管断端无渗血。打开乙状结肠两侧腹膜，可见两侧输尿管、髂血管并加以保护。继续以超声刀分离乙状结肠两侧，注意保护盆腔自主神经。距肿瘤下缘约 5cm 肠管瘦身，停气腹。取下腹左侧经腹直肌切口，长约 8cm，逐层切开进腹，置入切口保护套，自切口提出乙状结肠及肿瘤。距肿瘤上缘约 15cm 处瘦身降结肠，荷包缝合器夹闭肠管近端，肠钳夹闭肠管远端，于钳间离断肠管，碘酒酒精消毒断端，置入 28mm 吻合器底钉座并结扎、固定备用。乙状结肠远端距肿瘤 5cm 对系膜缘切开结肠，穿入吻合器柄，与降结肠行端侧吻合术；55mm 闭合器于肿瘤下缘约 5cm 处切断并闭合结肠肠管，移除标本。3－0 可吸收线间断缝合，加固吻合口、结肠闭合口。

生命体征平稳，安返病房。术中出血量约 50ml，术中未输血。

3. 术后病理

肠管 1 段（长 20cm，周径 6.5～7.5cm），距一侧断端 8cm 见溃疡型肿物 6.0cm×3.0cm×0.8cm；距肿物 1cm 见一溃疡，大小4cm×3cm×1cm。镜检：（乙状结肠）溃疡型中分化腺癌；癌瘤侵透肌层，并侵及浆膜；于临床缝线可疑腹壁侵犯处取材，镜下纤维脂肪组织内见癌巢浸润，请结合临床；脉管内未见明确癌栓；远断

笔记

端及近断端均无癌性病变；周围肠壁慢性溃疡形成；肠系膜淋巴结15 枚均未见癌转移；另送（第 253 组）淋巴结 1 枚，未见癌转移；（吻合口近端）管壁组织 1 段，长 1cm，直径 1.5cm，未见癌性病变；（吻合口远端）管壁组织 1 段，长 1cm，直径 2cm，未见癌性病变。

4. 术后恢复情况

补液、抑酸、TPN 支持、抗生素等治疗，患者恢复顺利。于术后第 3 天进流食，术后第 5 天拔除引流管出院。

随访

门诊规律复查未见肿瘤复发。

病例分析

结肠癌并发急性肠梗阻是外科常见急腹症之一，文献报道结肠癌致结肠梗阻的发生率为 7%～29%，成人结肠梗阻中 20%～55% 由结肠癌引起，老年人急性肠梗阻则更多由结肠癌所致。虽然是常见病，但许多患者未能得到早期诊断和及时治疗，有的发展成肠坏死、穿孔，危及生命。

对结肠癌并发急性结肠梗阻的外科处理迄今仍有不同意见，争论焦点之一是 I 期切除吻合抑或分期切除吻合。由于结肠梗阻多数为闭袢性肠梗阻，加上肠内粪便瘀积，厌氧杆菌多，患者往往年纪较大，病期较晚，急诊施行切除吻合术危险性较大，特别是左半结肠癌，所以在 50 年代认为 I 期切除吻合是绝对禁忌的。60 年代以后，随着手术技术的进步，以及麻醉、抗生素、肠道减压措施和术中清洗、支持治疗等方面的发展，I 期切除吻合又受到关注，至 80 年代中叶，外科医生一致认为，右半结肠癌伴急性肠梗阻可以施行

Ⅰ期切除吻合术，但是对左半结肠癌则仍有争议。原因是手术安全难以确保，特别是在避免吻合口瘘方面。因为结肠壁薄，血运较差，蠕动恢复慢，加上梗阻时间长，有炎症水肿等。Ⅰ期手术后一旦发生吻合口破裂，引起粪性腹膜炎，则死亡率较高。Ⅰ期切除吻合有其优点，能及时除去肿瘤，缓解症状，不必再次手术，可减少患者痛苦，住院时间较短，费用较少，而且远期疗效（生存率）较好。

经肛门插入肠梗阻支架是近年来发展起来的治疗结肠、直肠癌并肠梗阻的一种新方法。其方法是经肠镜自梗阻部位远端置入肠梗阻导管至梗阻部近端肠管内进行减压、灌洗去污。该措施对一般状态差、伴发其他严重脏器疾病而无法耐受手术的患者是一种很好的选择，解除了梗阻，避免了梗阻可能继发的肠坏死穿孔、腹腔感染及全身严重性感染的发生，为患者创造了充足的术前准备和调整时间，变急诊手术为限期手术，可减少各种并发症的发生，增加手术安全性，提高治愈率。

本病例采用了肠镜下支架置入的方法，取得了较好的效果，支架置入后患者排便通畅，肠梗阻有所缓解。通过经口进食、通便、灌肠等支持治疗，患者术前一般情况较好，且可行较彻底的肠道准备，遂行Ⅰ期根治手术，患者恢复顺利。

🩺 病例点评

病例诊断治疗特点：该病例是一例典型的急性结肠梗阻经肠道支架置入，转急诊手术为限期手术后一期吻合的病例。通过置入支架解决了梗阻，经过两周左右的时间，缓解了梗阻引起的肠壁水肿。同时进行了充分的肠道准备，为一期吻合创造了条件，避免了造口，大大提高了患者的生活质量。

手术方案点评：对于乙状结肠癌的根治，原则上应清扫肠系膜下血管根部的第三站淋巴结，同时根据肿瘤位置至少离断两根或以上的有解剖学命名的血管。因此，该病例达到了 R_0 切除，术后病理提示淋巴结清扫数目也超过了 12 枚的 N 分期要求。

并发症分析：本病例支架置入及术后均恢复顺利，无并发症发生。有多中心国际临床研究结果显示，肠道支架置入在降低永久造口率，提高一期吻合成功率，减少吻合口瘘、伤口感染和并发症的发生等方面显著优于急诊手术组，而在死亡率和腹腔感染率方面则没有明显差异。但也应看到，支架置入也会引起一些相应的并发症，最常见的是置入后引起的急性及亚急性穿孔，应在临床应用中引起重视。

（魏路阳　汪栋）

015
水枪型通便器致乙状结肠破裂一例

病历摘要

基本信息

患者，女性，51岁。主因"下腹疼痛2天"入院。

现病史： 患者两天前使用水枪型通便器后突发腹痛，左下腹显著，无恶心、呕吐，伴发热，无寒战。在当地医院行抗炎保守治疗1天，情况未见好转，来我院急诊治疗，急诊以"消化道穿孔"留观，予以补液抗炎、胃肠减压、禁食水治疗，现腹痛进一步加重，为行手术治疗急诊收入院。

既往史： 便秘30年，每日用开塞露、肠道水疗器治疗。高血压病10年，平素口服降压药（具体不详），血压控制可，自诉用药情况下血压偏低。糖尿病10余年，平素口服吡格列酮、二甲双胍，血糖控制可，空腹血糖 6.5mmol/L。剖宫产术后，甲状腺功能减退 10 余年，平素口服优甲乐 2.5 片，躁狂症 10 余年，平素口服药物控制，具体不详。

体格检查

体温 38.6℃，心率 120 次/分，血压 132/88mmHg。腹部膨隆，未见胃肠型、蠕动波，腹肌紧张，全腹压痛、反跳痛，右下腹明显，腹部未及包块，肝脾肋缘下未触及，Murphy's 征（－），移动性浊音（＋），肝、脾、双肾区无叩击痛，肠鸣音 3 次/分，无明确亢进或气过水声。未闻及血管杂音。

辅助检查

1. 实验室检查

血常规：WBC 7.55×10^9/L，GR% 81.8%，HGB 91g/L。

凝血功能：凝血酶原时间 14.5s，D - 二聚体 8.8mg/L，纤维蛋白原 8.08g/L。

生化：白蛋白 27.1g/L。

2. 影像学检查

腹部增强 CT（图 15 - 1）示：降结肠、乙状结肠交界处肠壁增厚、水肿，伴周围改变，周围多发游离气，考虑局部结肠穿孔所致，伴腹膜炎可能；腹盆腔积液。

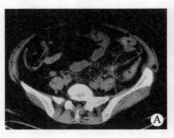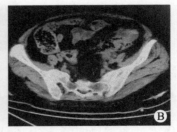

图 15 - 1　术前腹部 CT

诊断

乙状结肠破裂，急性弥漫性腹膜炎。

治疗

手术名称：腹腔镜探查，乙状结肠部分切除术，乙状结肠造口术。

探查：穿入 trocar 进器械探查：腹腔内大量脓性渗出液，盆腔及左下腹为重，少量脓苔。左下腹肠管聚集、粘连，肝、脾未见肿物，胃、小肠未见明显异常。头低足高位暴露盆腔，钝性剥离部分盆壁与肠管、肠管与肠管之间的粘连，术中结肠镜辅助，于乙状结肠侧壁系膜侧发现一约 2cm×2cm 大小的穿孔，穿孔周围覆脓苔，破损肠壁周围缺血，可疑坏死。故决定行乙状结肠部分切除＋乙状结肠单腔造口术。

操作过程：确定拟切除乙状结肠范围，超声刀及 Ligsure 游离拟切除乙状结肠系膜，注意保护输尿管，用 Endo 切断肠管并封闭远端乙状结肠，并将远短端与左侧髂窝腹壁固定。近端提出，于左下腹反麦氏点稍内上处切除直径约 3.0cm 的柱状皮肤皮下组织，切开腹直肌前鞘，断肌肉，交替提起腹膜后切开进腹，将乙状结肠由造口处提出，用 3－0 可吸收线分别将肠管与皮肤做间断缝合，皮下放置锥子引流两根，干纱布擦拭盆腔，温盐水反复冲洗至清亮，确切止血，盆腔置套管型多孔硅胶引流管一根，圆锥引流管一根。清点器械、纱布无误后，逐层关腹。

随访

出院后未再复诊。

病例分析

患者便秘病史30年，长期使用各种通便方法治疗，使用水枪型通便器后发生腹痛就诊。通过询问病史，推断出腹痛发生与使用水枪型通便器高压水流冲洗直肠相关。体格检查发现腹膜炎体征，影像学检查提示腹腔游离气，可明确诊断乙状结肠破裂。手术行肠壁破损部位的肠管切除，由于为左半结肠破裂，只能行结肠造口术。

此病例病因比较特殊，为水枪型通便器导致结肠损伤，如果不仔细询问病史，容易忽略。要求住院医师在问诊时仔细认真，抓住可能的病因进行突破，一步一步追问并制定相关检查，明确诊断。手术方案为乙状结肠部分切除术、乙状结肠造口术，全部在腔镜下完成，过程顺利，体现出腔镜手术在某些急诊病例的治疗中是非常适宜的。

病例点评

本病例的特殊之处在以下两点：

1. 病因特殊，使用水枪型通便器导致乙状结肠损伤，出现腹膜炎，在结直肠损伤的病因中是非常少见的，询问病史成为诊断的关键点。

2. 通便器的高压水流是明确的外伤因素，因此诊断"乙状结肠破裂"而不是"乙状结肠穿孔"。"穿孔"体现肠壁自身或异物等内源性因素导致的病变，"破裂"突出外伤性因素导致的病变。

（陈豪　刘小野　赵宁）

016
阑尾类癌伴急性阑尾炎一例

病历摘要

基本信息

患者，女性，57 岁。主因"右下腹胀痛不适 12 小时"入院。

现病史：患者 12 小时前无明显诱因突发下腹部胀痛不适，无恶心、呕吐，无肩部放射，无腰背部疼痛，有排气、排便，无便血、黑便，患者遂就诊于我院急诊，查血常规提示 WBC 13.71 × 10^9/L，腹部 B 超示右下腹肠间可见液性暗区，深约 0.7cm。急诊外科考虑阑尾炎可能，为进一步诊治，急诊以"腹痛待查，急性阑尾炎"收入院。

既往史：33 年前行剖宫产术；10 年前行子宫切除术、卵巢摘除术。

体格检查

腹部外形平坦，未见胃肠型、胃肠蠕动波。腹部触诊柔软，右下腹压痛、反跳痛阳性，腹部未触及包块，Murphy's 征阴性。双侧肾区无叩痛，各输尿管压痛点无压痛，肠鸣音弱，1 次/min，无气过水声，无血管杂音。

辅助检查

1. 实验室检查

血常规提示：WBC $13.71 \times 10^9/L$。

2. 影像学检查

腹部 B 超示：右下腹肠间可见液性暗区，深约 0.7cm。

诊断

急性阑尾炎，子宫切除术后，卵巢摘除术后，剖宫产术后。

治疗

1. 阑尾切除术

急诊行腹腔镜阑尾切除术。术中见既往子宫切除术所致肠管粘连，主要为乙状结肠与左侧腹壁粘连，分离粘连，暴露右下腹腔及盆腔，可见少量脓性渗液，阑尾周围充血、水肿，与周围回肠粘连，尤其以阑尾尖端水肿明显。考虑急性阑尾炎诊断明确，遂行阑尾切除术（图16-1）。

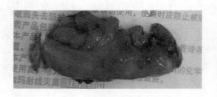

图 16-1 切除之阑尾大体标本

2. 术后病理报告：阑尾高分化神经内分泌肿瘤，G1 级（既往

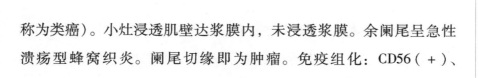

称为类癌）。小灶浸透肌壁达浆膜内，未浸透浆膜。余阑尾呈急性溃疡型蜂窝织炎。阑尾切缘即为肿瘤。免疫组化：CD56（＋）、CK（＋）、Syn（＋）、CgA（＋）、Ki－67＜2%、Aimentin（－）。

3. 右半结肠切除术

腹腔镜右半结肠根治性切除手术。术后病理结果回报：切除回肠末段、盲肠及部分升结肠，共长 15cm，于原阑尾切除部位见一系线质硬区（2cm×2cm）。镜下：系线质硬区内纤维组织增生，慢性炎细胞浸润及血管扩张伴出血；脉管内见成团胞浆丰富细胞，可疑脉管内癌栓，免疫组化切片后病灶用完，未能进一步证实两侧手术切缘未见显著改变；肠系膜淋巴结 21 枚未见癌转移。

4. 术后恢复情况

第二次术后，腹腔放置引流管，患者出现麻痹性肠梗阻症状，对症促进肠蠕动后恢复，术后 12 天出院。

随访

术后 3 个月、6 个月和 12 个月各复查一次，包括血常规、生化、肿瘤标志物、胸部 X 线及腹盆腔增强 CT，均未见肿瘤复发表现。

病例分析

急性阑尾炎为急诊外科常见病，诊断主要依靠转移性右下腹痛，结合麦氏点压痛、血象升高即可临床诊断，如能完善腹盆 CT 检查，对急性阑尾炎的诊断具有更高的特异性。CT 主要表现为阑尾肿大增粗，周围脂肪间隙模糊，而且可以初步确定阑尾位置，预估手术难度。鉴别诊断主要考虑妇科急腹症和泌尿系结石。请妇科会诊排除妇科急腹症、完善尿常规排除泌尿系结石。

急性阑尾炎发病 72 小时之内，建议积极手术治疗，手术时间越早，炎症越轻，手术难度越小。发病时间超过 72 小时，局部炎症较重，如强行手术，出现残端漏、切口感染等并发症可能性增大。如果影像学检查提示局部脓肿形成，则建议超声引导穿刺引流处理。目前腹腔镜阑尾切除术（laparoscopic appendectomy，LA）已成为主流，具有创伤小、恢复快的优点。但切口感染仍然为 LA 的主要并发症。急性炎症的阑尾取出时需要注意，避免接触 trocar 孔引起感染。

以急性阑尾炎发病，年龄大于 40 岁的患者，在鉴别诊断时，需要考虑阑尾肿瘤的可能性。阑尾的最常见肿瘤既往称为类癌，即神经内分泌肿瘤，多数以急性阑尾炎为主要表现，常为阑尾炎术后病理结果偶然发现。根据瘤体大小、侵犯深度及位置，需要考虑行扩大切除术。对于直径为 1 ~ 2cm 的肿瘤，少部分患者可能存在切缘阳性、淋巴结转移、淋巴血管侵犯、肠系膜浸润 >3mm 或肿瘤分级为 G2 级等高危因素，这种情况下，右半结肠切除术也是应该考虑的。而对于肿瘤直径 >2cm 或病理确诊为 G3 级，即神经内分泌癌（neuroendocrine carcinoma，NEC）的患者，均应扩大至右半结肠切除术。

病例点评

多数阑尾神经内分泌肿瘤的生物学行为非常隐匿，没有特异性的临床表现，大部分是在阑尾切除手术标本中经病理检查偶然发现，少数病例为其他开腹手术附带切除阑尾标本中发现。因此，其真正的发病率是很难获得的，不过我们外科医生还是要对阑尾神经内分泌肿瘤有充分的重视，笔者进行阑尾切除后，往往会常规剖开标本检查是否有阑尾粪石、肿瘤等情况。比如该病例，如果常规剖开标本，幸运的发现肿瘤，进行术中冰冻检查，也许我们可以一起进行右半结肠切除术，避免患者两次手术的痛苦，也避免了等待期间肿瘤进展的可能。

尽管当前消化道神经内分泌肿瘤的治疗手段多样，如放疗、化疗、生物治疗及靶向治疗等，但手术切除仍是首选，并且为达到根治效果的主要手段。而手术治疗的重要问题是针对阑尾切除后意外发现的阑尾肿瘤是否要补充进行二次手术，病例分析中的概括已经比较全面，笔者认为病理类型和肿瘤大小在临床决策中起到重要作用。

总之，阑尾神经内分泌肿瘤虽然发病隐匿，但还是有迹可循的，术后常规剖开标本仔细检查非常必要，意外发现的阑尾神经内分泌肿瘤要根据临床病理指标来决定是否进行二次手术。

（冈天然　宋建宁　汪栋）

017
产后急性化脓性阑尾炎一例

病历摘要

基本信息

患者，女性，32 岁。主因"转移性右下腹痛 2 天"急诊入院。

现病史： 患者 2 天前无明显诱因出现上腹部疼痛，隐痛为主，阵发性发作，逐渐加重，伴恶心、呕吐，呕吐物为胃内容物，伴发热，体温 38 度，无寒战、大汗，无腹泻、腰痛、血尿、尿频、尿急、尿痛等症状，未予重视；6 小时前腹痛转移至右下腹部，疼痛加重，持续时间延长，余伴随症状同前，遂就诊于我院急诊，行右下腹彩超检查，显示"阑尾炎可能"，考虑诊断为急性阑尾炎，现为进一步诊治收入我科。

既往史： 患者 1 周前行剖宫产娩出一男婴。

体格检查

腹部外形平坦，未见胃肠型、胃肠蠕动波，下腹部可见一长约8cm的横行切口瘢痕。腹软，轻度肌紧张，整个下腹部压痛阳性，反跳痛阳性，无肌紧张，右下腹麦氏点压痛最明显，无液波震颤，无振水声，腹部未触及明显包块，肝脏未触及，胆囊未触及，Murphy's 征阴性，脾脏未触及，肾脏未触及，各输尿管压痛点无压痛，肝区叩击痛阴性，脾区叩击痛阴性，双侧肾区无叩痛，无移动性浊音，听诊肠鸣音可，3 次/分。

辅助检查

1. 实验室检查

WBC $18.42 \times 10^9/L$，GR% 84.6%。

2. 影像学检查

腹部 B 超示：右下腹阑尾肿大，内见粪石，周围少量炎性渗出（图 17 - 1）。

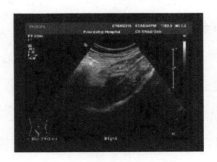

图 17 - 1　腹部 B 超

诊断

急性化脓性阑尾炎，弥漫性腹膜炎，剖宫产术后。

治疗

1. 术前准备情况

患者目前诊断急性阑尾炎，考虑有剖腹探查指征。嘱禁食水，并补液、抗生素抗感染，完善术前检查，准备行急诊手术治疗。

2. 手术情况

手术名称：剖腹探查 + 阑尾切除术。

术中所见：腹腔内见少量淡黄色脓性积液，约 50ml。阑尾回肠后位，明显充血水肿，根部炎性肿胀，直径约 1cm，长约 5cm，表面覆少量脓苔，与周围组织粘连。

手术步骤：麻醉效果满意后，常规消毒、铺巾、贴皮肤膜。

开腹：取右下腹麦氏切口，长约 5cm。切开皮肤、皮下组织、腹外斜肌腱膜，两把止血钳交替钝性分离腹内斜肌及腹横肌，并用拉钩平行切口缓慢向两侧牵开，钝性分离肌肉。两把止血钳交替钳夹提起腹膜并切开，用 6 把腹膜钳提起腹膜，置腹膜巾保护切口。

阑尾切除：暴露阑尾顶端，分次断扎阑尾系膜至根部，游离阑尾根部，距根部 3mm 处以 7# 线缝扎阑尾，在缝扎线远端 3mm 处切除阑尾，碘酒、酒精棉棒依次涂擦阑尾残端，4# 丝线 8 字加固缝合阑尾残端，并以肠脂垂包埋阑尾残端，残端包埋满意，大网膜覆盖。生理盐水纱布涂擦盆腔及右结肠旁沟。

关腹：检查无活动性出血，清点敷料、器械无误。可吸收线连续缝合腹膜。生理盐水反复冲洗切口，3 - 0 可吸收线间断缝合腹横肌及腹内斜肌腱膜，间断缝合腹外斜肌腱膜及皮下，速齐拉合皮肤。术中出血 1ml，未输血，患者无不适，安返回房，血压 105/70mmHg，心率 75 次/分，呼吸 12 次/分。

3. 术后病理诊断

急性溃疡性蜂窝织炎性阑尾炎及系膜炎。

4. 术后恢复情况

术后 5 天出院，体温正常，继续口服抗生素 3 天，1 周内暂停哺乳。

随访

伤口愈合良好。

病例分析

本例患者转移性右下腹痛 13 小时伴发热；1 周前行剖宫产娩出一男婴；查体显示整个下腹部压痛及反跳痛阳性，右下腹为著；血常规显示血白细胞及中性粒细胞升高；腹部彩超显示阑尾肿大，内见粪石，周围少量炎性渗出。综合以上特点，考虑诊断为急性化脓性阑尾炎、局限性腹膜炎、剖宫产术后；诊断明确，有手术指征，遂采取剖腹探查、阑尾切除术，术前诊断及时，手术方式合理。

本例患者属于类型较为特殊的急性阑尾炎——产后急性阑尾炎，其临床表现与一般急性阑尾炎相似，有发热、腹痛及右下腹腹膜刺激征和消化道症状。偶有临床医师对本症缺乏认识，往往将上述表现误认为是产后感染而忽略阑尾炎的诊断，如术后发热归因于急性乳腺炎，腹痛归因于子宫复旧收缩宫缩痛，同时产后抗生素的应用可能暂时抑制阑尾的急性炎症过程，因此早期诊断较为困难，但由于产妇产后身体处于恢复过程，全身抵抗力下降，致使产后急性阑尾炎的病程变化发展迅速，在短时间内即可发生坏疽、穿孔，故如产后体温持续升高，血象进行性升高，与产褥感染情况不相符，加上右下腹疼痛和腹膜刺激征日趋明显，除考虑产后常见并发症外，应想到产后急性阑尾炎可能，一旦怀疑本病应尽快手术探查，施行阑尾切除术。

病例点评

产褥期的急性阑尾炎由于患者刚经历妊娠期，盆腔血液淋巴循

笔记

环丰富，同时患者由于往往免疫力低下等原因，使得炎性反应容易扩散，易发生坏死、穿孔及腹膜炎，病情发展较快。同时产后子宫收缩引起的疼痛、产褥期感染，往往与阑尾炎难以辨别，从而容易导致误诊，延误治疗时机，加重了患者的痛苦，也增加了后续治疗的风险和难度。

该病例得以妥善治疗的关键是首诊医师没有陷入思维误区，做出了正确的判断，从而在72小时手术治疗阑尾炎的黄金时间内为患者完成阑尾切除手术，避免了更加严重的并发症，如阑尾周围脓肿甚至腹腔脓肿，导致病程延长，治疗周期和难度均增大。

只是该例患者剖宫产术后只有1周，腹腔粘连应该不严重，阑尾切除是否可以考虑在腹腔镜下进行。一方面手术创伤更小，恢复较快，美容效果好；另一方面该例患者刚接受过剖腹产手术，抵抗力相对较弱，腹膜炎体征明显，血象明显较高，考虑感染症状较重，因此如果选择腹腔镜手术方式，探查范围更广，也有助于腹盆腔感染灶的彻底清除。

（周柳新　尹杰　汪栋）

018
腹腔镜治疗阑尾坏疽穿孔一例

病历摘要

基本信息

患者，男性，42岁。主因"转移性右下腹痛48小时，加重12小时"入院。

现病史：患者入院前48小时无明显诱因出现脐周腹痛，阵发性加剧，为绞痛，程度尚可忍受，休息后略有好转，伴恶心、呕吐，呕吐物为胃内容物，间断呕吐3次，每次量约100ml，不伴发热，偶有排气，无排便，轻度腹胀，无尿频、尿急、尿痛，自行服用"左氧氟沙星"抗炎治疗，症状无明显缓解。腹痛程度逐渐加剧，并转移至右下腹，同时出现发热，最高体温38.5℃，余症状同前。12小时前腹痛程度最重，但随后自觉腹痛稍有缓解，但范围逐渐扩大至整个下腹部，遂到我院急诊外科就诊，急行血常规检查结果提示：WBC $17.47 \times 10^9/L$，GR% 83.5%，HGB 148g/L，CRP 81mg/L。CT 腹盆螺旋 CT 平扫：①回盲部肠壁显示欠清，阑尾明显增粗、肠壁增厚，其内多发密度增高影，周围脂肪间隙模糊，阑尾炎不除外；②腹腔多发游离气；③横结肠肠管扩张、积气；④肝 S4 小囊肿；⑤腹腔、盆腔积液。急诊以"急性阑尾炎"收入我科，准备手术治疗。自发病以来，神清，精神可，睡眠一般，禁食水 6 小时以上，小便正常，排气减少，无排便，体重无明显变化。

既往史：癫痫病史 24 年，于当地医院就诊，自诉服用药物控制情况良好，近 10 余年未发作。否认高血压病、糖尿病、脑血管病及心脏疾病病史。否认肝炎、结核、疟疾史。否认手术、外伤、输血史，否认食物、药物过敏史。

体格检查

体温：38.2℃，脉搏：102 次/分，呼吸：21 次/分，血压：115/88mmHg，神情、精神可，皮肤、巩膜无黄染。腹外形平坦，未见胃肠型及蠕动波，无腹壁静脉曲张。下腹部压痛，右下腹为著，伴反跳痛及肌紧张，疼痛未向阴茎及会阴区放射，未触及明显肿物。肝脾肋缘下未触及，肝肾区无叩痛，肝浊音界不清，叩诊鼓音，移动性浊音阴性。季肋点、上输尿管点、中输尿管点、肋脊点、肋腰点无压痛。肠鸣音 1 次/分。

辅助检查

1. 实验室检查

血常规 + C 反应蛋白（2017 年 7 月 30 日，我院急诊）：WBC $17.47 \times 10^9/L$，GR% 83.5%，HGB 148g/L，CRP 81mg/L。

2. 影像学检查

腹部 CT 平扫 + 增强（2017 年 7 月 30 日，我院急诊）：①回盲部肠壁显示欠清，阑尾明显增粗、肠壁增厚，其内多发密度增高影，周围脂肪间隙模糊，阑尾炎不除外；②腹腔多发游离气；③横结肠肠管扩张、积气；④腹水、盆腔积液（图 18 – 1）。

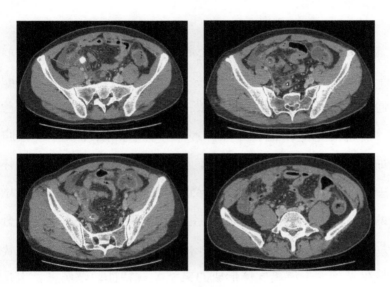

图 18 – 1　术前腹部 CT 表现

诊断

急性坏疽性阑尾炎伴穿孔，急性弥漫性腹膜炎，癫痫。

治疗

入院后完善相关检查，无手术禁忌，考虑急性坏疽性阑尾炎导致阑尾穿孔，急诊在全麻下行腹腔镜下阑尾炎切除术，术中见阑尾粪石嵌顿，阑尾坏疽、穿孔。术后予以抗炎、补液等对症治疗，患者病情逐步好转，已正常进食，排气、排便可。术后病理回报：急性溃疡性蜂窝织炎性阑尾炎及系膜炎。

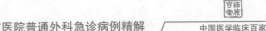

随访

出院嘱患者口服洛赛克抑酸。1 个月后门诊复查胃镜，未见明显异常病变。

病例分析

急性阑尾炎是普外科常见的急腹症，大多患者经明确诊断后需接受手术治疗。急性坏疽性阑尾炎是急性阑尾炎中比较严重的类型，通常由于阑尾内腔阻塞、积脓，腔内压力增高及阑尾系膜静脉炎等，引起阑尾壁缺血、坏死，常伴穿孔、局限性或弥漫性腹膜炎。加之部分特殊患者，比如老年患者，合并基础病变多，机体抵抗力差，如果感染继续扩散，可导致弥漫性腹膜炎等并发症，增加手术的难度，严重时可威胁患者生命。由于阑尾管腔本身十分细小，周围的炎性组织很快粘连包裹，所以阑尾穿孔很少见到气体逸出，极少见到膈下游离气体形成的典型 X 线特征，该例患者也是通过 CT 才见到肠间的少量积液。阑尾穿孔的另一典型特点是持续性右下腹疼痛突然较前缓解，但患者的毒血症状较前明显加重，往往表现为寒战、高热，血象明显增高，腹部疼痛不再局限于右下腹，而是整个下腹或全腹疼痛，严重时甚至导致败血症、中毒性休克。因此，对急性坏疽穿孔性阑尾炎患者应结合典型表现和实验室及超声检查及时做出诊断。一经明确诊断，在尽快完善术前准备，纠正水、电解质代谢紊乱和酸碱平衡失调，充分预防和控制感染，控制合并疾病，排除手术禁忌证等基础上，及时实施手术干预、选择合理手术方式、术中规范操作、灵活处理阑尾残端，以提高治疗效果。

阑尾切除术一直是急性阑尾炎最主要的治疗方法，但传统的开腹阑尾切除术（open appendectomy，OA）存在一些顽疾。开腹阑尾切除术过程中，腹壁肌肉需要用力钝性分离，容易造成损伤。切除过程中小切口视野有限，寻找阑尾、术中止血都较为困难，如果遇到粘连严重、阑尾根部距离切口较远时，其分离、结扎等操作难度就会大幅增加；另外，一味追求小切口手术，术中可能出现节扎线滑脱、组织水肿、切割及分离时其他脏器损伤等，这些都可能导致术后出血、肠瘘等并发症的发生。

近年来，腹腔镜阑尾切除术（laparoscopic appendectomy，LA）基本已成为阑尾切除的主要手术方式，许多研究表明该术式与开腹阑尾切除术一样安全可靠，同时很多学者认为 LA 比 OA 有一定的优势：①腹腔镜视野开阔，探查全面。腹腔镜下易于寻找阑尾，受患者肥胖和阑尾异位的影响相对较小，无须扩大切口；同时又能全面探查腹腔和盆腔，有利于发现其他器官疾病，且可一并处理。②切口感染概率低。腹腔镜阑尾切除术中，切口为穿刺孔，术中 trocar 形成切口保护，器械及污染物均不与切口接触，术后标本自标本袋或无菌手术套内隔离取出，即使从 trocar 取出也可将标本和切口隔离，从而最大限度减少切口感染的发生。③腹腔脓肿发生率降低。开腹手术视野局限，无法清晰探查并清除脓液，容易形腹腔脓肿；而腹腔镜手术视野广，可实现全腹探查并尽量去除感染物，减少腹腔细菌残留。④肠梗阻是阑尾切除术的常见并发症。腹腔镜阑尾切除术术野清晰，有利于阑尾的快速寻找，减少盲目探查及肠管牵拉，从而减少肠管刺激；而且，肠管术中没有开放腹腔，可避免肠管的长时间暴露，导致肠壁浆膜损伤。腹腔镜手术穿孔极小，最大程度地保护了腹膜的完整性，术后发生粘连的概率较小。腹腔镜术后疼痛及止痛药物使用量较少，从而减少止痛药物对胃肠功能的抑制作用，并且患者可早期下床活动，减少了肠梗阻的发生机会。

病例点评

　　该病例术前诊断明确，于我院就诊后手术及时，并且选用了腹腔镜阑尾切除的手术方式，患者恢复顺利，整个诊疗过程是值得肯定的。可能需要略做提醒的是针对急性坏疽性阑尾炎，发作时间已经超过48小时，术前明确穿孔，这种病例选择腹腔镜阑尾切除，手术是有一定难度的，这样的腹腔镜阑尾切除应注意以下几点：

　　1. 阑尾充血、水肿，组织脆弱，特别是阑尾与周围粘连，分离时必须轻柔，避免误伤。

　　2. 应在直视下吸净渗液和脓液，如果有炎性粘连，可用吸引器钝性分离，推、拨的同时可吸出渗液。如果操作困难，可变换体位，尽可能吸净脓液，如果确实需要冲洗，也建议局部冲洗，立即局部放置纱布，然后吸引器吸引纱布来吸净冲洗液，一方面避免脓液扩散；一方面减少对肠管的刺激损伤，从而最大限度避免术后腹腔残余脓肿的发生。

　　3. 该病例为阑尾坏疽合并粪石，CT影像显示粪石可能比较靠近阑尾根部，这就牵涉到阑尾根部处理问题。若根部坏疽、穿孔，盲肠壁水肿、脆弱，则不宜勉强行荷包缝合埋入，仅缝扎阑尾根部，以免撕裂盲肠，我们中心一般还会对有条件的患者加盖网膜，促进炎症吸收，防止粘连。若与阑尾、盲肠及其他脏器粘连的大网膜炎症较重或发生坏死，因其可引起或加重腹腔感染及肠粘连等并发症，应予以切除。

　　该病例的手术操作者肯定是对以上几点有充分的认识，操作规范，所以患者才能如此顺利的痊愈。

腹腔镜手术是我们微创治疗的重要方式，值得肯定和大力推广，但微创并不是简单地等同于腹腔镜手术。对于一般病例而言微创手术更为合适，而对于特定病例，为及时正确处理术中遇到的困难，确保手术的安全，减少并发症，降低再手术率，必要时中转开腹是理智的。

（魏路阳　汪栋）

019
急性阑尾炎保守治疗后
择期手术一例

病历摘要

基本信息

患者，男性，60岁。主因"转移性右下腹痛14小时"入院。

现病史：入院前14小时无明显诱因出现腹痛，初发于上腹部，性质为隐痛，休息后略有缓解，有恶心，无呕吐，有排气，无排便，无胸闷、气短，无发热，10小时前疼痛转移并固定于右下腹，为持续性胀痛，并逐渐加重，伴发热，最高体温37.5℃，患者遂至我院急诊就诊。完善化验检查提示：WBC 6.08×10^9/L，GR% 84.7%，CRP 27mg/L。腹部彩超提示：右下腹低回声，首先考虑肿胀阑尾可能。腹部CT提示：①急性阑尾炎；②胆囊结石，胆囊炎。急诊以"急性阑尾炎"留观治疗。

既往史：高血压病史4年，平日服用安博维150mg qd，自述血压控制情况良好；否认心脏病史，但每日口服拜阿司匹林100mg qd；否认糖尿病、脑血管病、精神疾病史。否认肝炎、结核、疟疾史。10年前体检发现胆囊结石，10年来偶有发作，平素有右上腹饱胀感，偶服药控制。左侧踝关节粉碎性骨折病史，双侧膝关节半月板置换术史，扁桃体摘除术史，否认输血史。自述希刻劳过敏，否认食物过敏史，预防接种史不详。其他系统回顾无特殊。

体格检查

体温：37.3℃，脉搏：81次/分，呼吸：20次/分，血压：119/71mmHg。神情，精神可，皮肤、巩膜无黄染。腹外形平坦，未见胃肠型及蠕动波，无腹壁静脉曲张。腹软，右下腹压痛，无反跳痛及腹肌紧张，未及明显肿物。肝脾肋缘下未触及，肝肾区无叩痛，肝浊音界不清，移动性浊音阴性。季肋点、上输尿管点、中输尿管点、肋脊点、肋腰点无压痛。肠鸣音4次/分。双下肢无水肿。

辅助检查

1. 实验室检查

血常规+C反应蛋白（急诊）：GR% 94.7%，CRP 27mg/L，WBC 6.08×10⁹/L，HGB 142g/L，PLT 148×10⁹/L；生化P2+P3+AMY（新）：LDH 502U/L，ALB 42.7g/L，ALT 38U/L，AST 35.6U/L，T-BIL 27.22μmol/L，AMY 57U/L，Cr 95.9μmol/L；DIC初筛（本部）：PT 14.20s，PTA 65.30%，INR 1.22，FDP 9.10mg/L，D-Dimer 3.40mg/L。

2. 影像学检查

腹部超声：右下腹低回声，首先考虑肿胀阑尾可能，请结合临床。

急诊腹盆 CT（图 19 - 1）：阑尾增粗，壁增厚，周围间隙稍模糊。考虑急性阑尾炎；胆囊结石，胆囊炎。

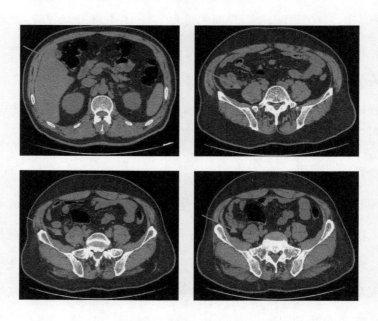

图 19 - 1　腹盆 CT

诊断

急性单纯性阑尾炎，高血压病 1 级，胆囊结石，慢性胆囊炎，双侧膝关节半月板置换术后，扁桃体摘除术后。

治疗

1. 急诊保守治疗

入院后完善相关检查，排除手术禁忌，考虑"急性阑尾炎"诊断明确，先予禁食水、补液、头孢＋甲硝唑抗炎等治疗。两天留观治疗后，患者体温正常，复查化验结果大致正常，腹痛症状较前明显缓解，要求回家静养，尝试流食无异常后，给予患者口服抗炎药物，准予出院。

笔记

2. 择期手术治疗

保守治疗痊愈后 3 个月，外科门诊日间手术同期进行腹腔镜胆囊切除术 + 阑尾切除术，术后 6 小时出院，过程顺利。

随访

电话随访，无不适表现，恢复良好。

病例分析

急性阑尾炎是最常见的外科急症，发病率为 1∶1000，可见于各个年龄段，青年多见，男女比例略有不同，男性略多于女性，比例为 2∶1~3∶1。如能早期诊断，及时治疗，患者恢复较快，反之可引起严重的并发症，甚至可造成死亡。

急性阑尾炎病因尚未完全明了，可能与粪石梗阻、黏膜下淋巴组织增大、阑尾系膜过短导致阑尾扭曲等多种因素有关。根据病理变化过程可分为：单纯性阑尾炎、化脓性阑尾炎、坏疽性阑尾炎和阑尾周围脓肿。但其实单纯性阑尾炎与化脓性阑尾炎、化脓性阑尾炎与坏疽性阑尾炎之间有时并不容易完全区分，往往需要病理诊断作为金标准，目前除阑尾周围脓肿，其余均诊断为急性阑尾炎。

72 小时之内手术目前为首选的治疗方式。因为传统观点认为，过晚就诊或延迟手术可能会导致阑尾炎症进展，最终引起阑尾穿孔甚至危及生命。这种推之四海皆准的治疗方法是否有过激和过时之嫌，学界确实有争论，比如有文献指出即使现在阑尾切除手术越来越积极，手术指征也相对较宽，阑尾穿孔的发生率较从前并没有明显下降。甚至有文献提示阑尾病程的进展可能与基因有关，也有解剖学研究证明部分阑尾炎有自愈倾向。

　　该患者是存在手术指征的，但我们用判断阑尾炎病情的常用指标评估时发现，该患者虽然合并发热，但体温没有超过38℃，白细胞水平也没有超过$1.5 \times 10^9/L$，不合并腹膜炎，影像学也没有发现阑尾粪石、腹腔积液等情况，同时有一些手术治疗的不利因素，比如患者服用拜阿司匹林，所以我们没有选择立即手术，而是在禁食水的情况下抗炎保守治疗，密切观察病情变化。阑尾炎患者并不都需要禁食水，在观察的早期，我们考虑如果该患者病情加重，需要急诊手术，防止因进食而导致手术时间延误。

　　急性阑尾炎是外科的常见疾病，治疗过程中我们需要掌握原则，也要准确评估患者情况，选择合适的治疗方式，既不能延误治疗时机，加重病情，也不能因错误的选择让病患承受手术所带来的额外风险及其并发症。

病例点评

　　该病例的治疗方案是真正从病患角度出发而做出的正确、合理的选择。在病例分析中，一方面强调了判断急性阑尾炎患者病情常用的一些指标，如白细胞水平，发热程度，腹膜炎状况，影像学表现（渗出多少、是否合并粪石及腹腔积液）等。这些非常重要，因为只有准确的评估，才会有准确的治疗；另一方面，也对我们急性阑尾炎的保守治疗提出了一些中肯的意见，本中心对急诊阑尾炎手术并非一刀切，确实有一些患者不适合急诊手术，比如该患者服用拜阿司匹林，但急性阑尾炎即使保守治疗成功，可能我们也需要对部分患者进行积极处理，择期手术切除阑尾，防止将来的再次急性发作。最后，该例患者还合并胆囊结石，且有症状，所以在随访中，我们将患者胆囊和阑尾在日间手术中一并切除，也取得了非常好的效果，所以在临床实践中，很多治疗原则我们需要综合运用，灵活掌握，才能使患者最大的获益。

（汪栋）

020
阑尾周围脓肿保守治疗后
行阑尾切除术一例

病历摘要

基本信息

患者,男性,32岁。主因"间断腹痛3个月"入院。

现病史:患者3月余前无明显诱因出现脐周疼痛,12小时后疼痛转移至右下腹,为持续性胀痛,随后72小时内逐渐加重,有恶心,无呕吐,有排气、排便,无胸闷、气短,无发热,伴发热,最高体温39.5℃,患者至高热才至我院急诊就诊,急诊完善腹盆腔CT平扫提示:右下腹团状混杂密度影,阑尾炎穿孔并周围脓肿形成。急诊考虑诊断为"阑尾周围脓肿",与患者沟通后暂不手术治疗,予以升级抗生素亚胺培南积极抗感染治疗,后患者下腹痛逐渐缓解,体温下降至正常,一般情况好转后出院。出院后门诊复查,两个月内偶有右下腹痛，发作频率约为3周一次，程度较轻，可忍受，休息后可缓解，无发热，复查CT提示炎症吸收，患者本次为手术治疗再次入院。

既往史： 否认高血压、心脏病史，否认糖尿病、脑血管病、精神疾病史。否认肝炎、结核、疟疾史。否认手术、外伤、输血史，对左氧氟沙星过敏，否认食物过敏史，预防接种史不详。其他系统回顾无特殊。

体格检查

T 36.5℃，P 72 次/分，R 20 次/分，BP 112/68mmHg。神清，精神可，腹部外形平坦，未见胃肠型、胃肠蠕动波，其他未见明显异常。腹软，右下腹明显压痛，伴反跳痛，无肌紧张，无液波震颤，无振水声，腹部未触及明显包块，肝脏未触及，胆囊未触及，Murphy's 征阴性，脾脏未触及，肾脏未触及，各输尿管压痛点无压痛，肝区、脾区叩击痛阴性，双侧肾区无叩痛，无移动性浊音，听诊肠鸣音正常。

辅助检查

1. 实验室检查

血细胞分析：WBC 8.02×10^9/L，GR% 58.1%。PCT 0.24ng/ml。

2. 影像学检查

腹部CT：3个月前（图20-1）：右下腹回盲部可见团状混杂密度影，内含气体密度及液性密度影，最大层面约7.6cm×4.0cm，平扫CT值约29HU，增强后病变主体未见强化，边缘可见线状强化影，未见正常阑尾结构，可见一模糊管状结构显示，增强后管壁强化，静脉期显著，周围肠系膜密度明显增高，并可见多发淋巴结影，较大者短径约1.0cm，考虑：右下腹团状混杂密度影，阑尾炎穿孔并周围脓肿形成？其他？请结合临床进一步检查。

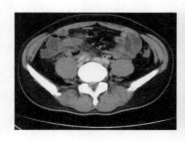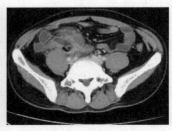

图 20 - 1　3 个月前 CT 图像

2 个月前（图 20 - 2）：右下腹回盲部周围团状混杂密度影较前明显吸收，周围脂肪间隙模糊，密度增高，并可见多发淋巴结影，阑尾显影不清。右下腹团状混杂密度影伴周围炎性渗出，病变较前明显吸收，请结合临床。

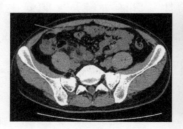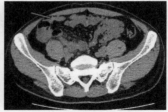

图 20 - 2　2 个月前 CT 图像

1 周前（图 20 - 3）：盲肠 3 点方向见可疑阑尾开口，管腔无明显扩张，周围间隙模糊，盲肠内侧多发小淋巴结。

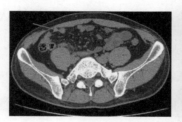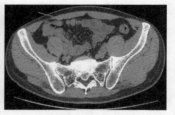

图 20 - 3　1 周前 CT 图像

诊断

慢性阑尾炎。

治疗

全麻下行腹腔镜阑尾切除术，术中见阑尾周围轻度粘连，易于分离（其余过程略），手术过程顺利。术后第 2 天出院。术后病理：慢性阑尾炎。

随访

患者术后恢复顺利，术后 1 周门诊随诊切口恢复良好，无明显异常。

病例分析

患者为青年男性，3 月余前明确急性阑尾炎发作，CT 检查证实形成周围脓肿。阑尾周围脓肿在临床上较为常见，主要表现为急性阑尾炎发作数天后机体发挥防御反应，在阑尾周围形成炎性肿块或局限性脓肿。由于阑尾局部存在炎症、水肿等因素，导致阑尾周围脓肿一期手术难度增加，且阑尾周围脓肿有时影响术前术中判断是否合并阑尾肿瘤，容易漏诊或者盲目行回盲部切除手术甚至是右半结肠切除手术。也正因手术难度增加，阑尾周围脓肿一期手术切除的并发症，尤其是肠瘘、腹腔感染等的发生率增高，所以传统观点一般采取保守治疗。

本例患者即应用该种诊疗模式。急性期予以抗感染对症支持治疗后缓解，待炎症吸收后再行手术治疗。该病例给予药物抗炎后即可控制，有时我们需要采用腹部 B 超或 CT 引导的穿刺引流来保证脓液的排出，通畅引流。等待期间我们一般会采用复查 CT 等方式对患者阑尾周围情况进行评估，3 个月后顺利完成腹腔镜阑尾切除手术。

病例点评

　　本病例是阑尾周围脓肿规范治疗的代表病例。阑尾周围脓肿是急性阑尾炎常见的临床阶段，往往是阑尾炎未能及时诊治的演变结果。在抗炎治疗的干预下，阑尾周围脓肿多数会在 3 个月内逐渐吸收，阑尾周围的粘连会逐渐消失、局部解剖结构恢复正常，因此可以择期行阑尾切除术彻底治愈。少数情况下也有发生脓肿破裂至弥漫性腹膜炎的可能，必要时应急诊手术治疗。腹部超声和 CT 均可明确阑尾周围脓肿的诊断。抗生素应首选覆盖厌氧菌的广谱抗生素，治疗时间为 1～2 周，直至症状明显缓解。进行手术治疗前要复查腹部超声或 CT 确认脓肿已吸收。手术治疗仍以腹腔镜阑尾切除术为首选。

（汪栋　赵宁）

021
开放性腹部损伤、
小肠破裂一例

病历摘要

基本信息

患者，男性，19岁。主因"多发外伤6小时"入院。

现病史：患者6小时前腹部、左侧腰部、左手多发刀扎伤，腹痛伴恶心、呕吐，无排气、排便。急诊以"开放性腹部外伤"收入我科，予患者禁食水、心电监护、抗炎、补液对症治疗。

既往史：无特殊。

体格检查

左侧腰部可见开放性伤口，长约2cm，创缘整齐，未见活动性出血，深度达腹腔内，伤口周围有压痛，全腹无肌紧张。左手骨科包扎已完成，其余查体略。

笔记

辅助检查

1. 腹穿

抽出不凝血。

2. 影像学检查

腹部 CT：①左腰背部及前腹壁软组织改变（图 21 - 1）。②腹盆腔积液，密度较高；③腹盆腔脂肪间隙模糊伴索条，右中腹肠管结构稍紊乱，腹腔可见少量游离气。

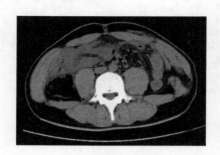

图 21 - 1　左腰背部及前腹壁软组织改变

床旁胸片：左肺内带密度增高影，性质待定，请结合临床，建议复查。

诊断

开放性腹部损伤，腹腔脏器损伤？手外伤。

治疗

1. 手术过程

手术名称：剖腹探查 + 小肠部分切除术 + 腹壁清创缝合术。

麻醉后消毒、铺巾、贴皮肤膜。取上腹正中切口，长约20cm。逐层切开皮肤、皮下组织、腹白线，交替提起腹膜，确认未钳夹肠管后切开，进入腹腔。探查：腹腔内大量暗红色血性腹水，量约200ml，无异味，见血块及食物残渣。自左侧腹壁伤口还纳大网膜，大网膜可见一大小约1cm破口，以 Ligasure 离断破损大网膜，沿大网膜破口向下方探查，可见大量血凝块，沿血凝块周围探查小肠，小肠可见 9 个穿通破损伴系膜破损，受损小肠段长约 30cm（图 21-2），自距屈氏韧带约 250cm 起至距回盲瓣 150cm，余小肠及结肠未见明显外伤性破损，其余腹盆腔脏器未见明显异常。充分暴露受损小肠段，以 Ligasure 离断小肠系膜，以肠钳、kocher 钳于血运良好处钳夹离断破损区域肠管（图 21-3）。以 3-0 可吸收缝线连续内翻全层并浆肌层加固缝合行小肠断端吻合，吻合满意，查肠管无扭曲，无张力，吻合及血运良好。3-0 可吸收线间断缝合关闭小肠系膜裂孔。以 3-0 可吸收缝线间断缝合左侧伤口处腹膜，充分止血，以温盐水冲洗腹盆腔，吸净。查腹盆腔创缘无活动出血，清点器械、纱布无误。于腹腔创口侧放置引流管，从左侧腹壁穿出。1-0 可吸收缝线连续缝合腹膜及腱膜。

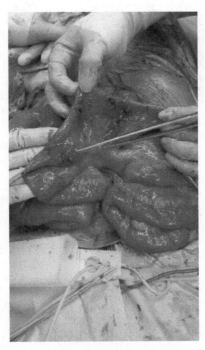

图 21-2 小肠可见 9 个穿通破损伴系膜破损，
受损小肠段长约 30cm

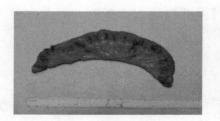

图 21 - 3 受损小肠标本

清创：左侧腰部可见外伤所致伤口（图 21 - 4），以盐水及双氧水冲洗，充分止血，间断缝合。

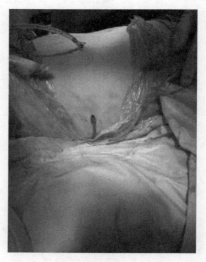

图 21 - 4 左侧腰部可见外伤所致伤口

术后诊断：开放性腹部损伤，小肠多发破裂，大网膜破裂，手外伤。

2. 术后病理报告

切除小肠一段，长 25cm，周径 2cm，肠壁可见破口 9 个，部分肠系膜见青紫区域，部分小肠黏膜见出血区。（损伤小肠肠段）小肠全层水肿，广泛瘀血、瘀血性出血及大灶性出血性坏死，并见灶性脓肿形成及系膜炎改变。病变符合小肠损伤所致之改变。肠系膜淋巴结 5 枚呈淋巴组织反应性增生。

网膜组织一块（14cm×10cm×0.3cm），内见散在及灶状中性粒细胞浸润，并见脓肿形成，部分网膜组织见出血及血管内瘀血。并见少量小肠黏膜组织及植物纤维。

3. 术后恢复情况

术后第 3 天胃肠功能恢复；术后第 5 天进半流食；术后第 6 天行胸部 X 线检查，未见明显感染病灶；术后第 7 天出院。

随访

出院后复查胃肠功能及伤口恢复良好。

病例分析

腹部开放性外伤，腹腔抽出不凝血，需要考虑腹腔脏器损伤，有急诊探查指征。但是在术前需要监测患者生命体征及血红蛋白变化，必要时积极输血，预防失血性休克发生。如果为肝脾损伤，出血量较大，容易出现休克征象；而空腔脏器损伤出血量较小，多为肠内容物溢出，主要为腹膜炎表现。

开放性外伤开腹探查时，需要仔细全面探查，避免遗漏，本例患者主要表现为腹膜炎，初步考虑空腔脏器损伤，探查发现多处肠管贯通损伤，幸亏所有贯通伤都集中在 30cm 区域肠管内，否则肠管切除范围太广，容易导致短肠综合征。

病例点评

开放的小肠破裂最常见的诱因为外力的直接破坏，诊断似乎不难，辅助检查非常重要，而医务人员的病史询问、查体有时更加重要。如果有条件，需要向患者或知情人主动详细询问受伤情况，比如受伤时间、周围环境，导致外伤器具的形状、质地，外伤的次数等。查体时强调反复详细的检查，包括受伤部位压痛范围、腹肌紧张程度等。这些信息对于诊疗都是至关重要的，而且要在短时间内完成。

对于怀疑小肠破裂损伤的患者，只要条件允许，我们都建议进行 CT 检查，而不是首选 X 线检查。CT 检查能够提供更丰富的诊断信息，也可以对腹部其他脏器情况进行全面评估，提高诊断的准确性，尽量避免漏诊和误诊现象发生。当然如果患者条件不允许，诊断性腹腔穿刺是非常有效且快速安全的方法，有助于医生判断是否进行手术。本病例中也有应用。

总体而言，本病例的诊断是及时、准确和全面的。当患者被诊断为小肠破裂，或高度怀疑小肠破裂时都应该立即进行手术治疗或剖腹诊断。手术的时机非常重要，描述为争分夺秒毫不为过，主要原因是部分患者由于失血或感染严重可发生休克等严重并发症。该病例对疾病本身的描述非常详细，但对于患者术前全身状况描述较少，考虑患者可能尚未出现休克等严重问题，这是医生和患者的幸运，但医生应该时刻保持警惕。

小肠游走、患者被刀多次扎伤等不利情况都可能导致漏诊。该病例手术探查时非常认真，将整个腹腔都进行了探查，发现小肠 9 处穿通伤和大网膜的损伤。在手术探查过程中，我们需要遵循一定的顺序，防止出现遗漏或是将感染扩大。首先是实质脏器的探查，然后是胃，进而是小肠、结直肠等脏器，动作一定要柔和，防止医源性的二次损伤，同时要注意脏器，尤其是空腔脏器暴露的时间。

（张海翘　宋建宁　汪栋　赵宁）

022
嵌顿性戳孔疝一例

病历摘要

基本信息

患者，女性，69岁。主因"腹腔镜下双侧附件切除术6天，左下腹痛6小时"入院。

现病史： 患者6天前因"卵巢囊肿"在全麻下行腹腔镜下双侧附件切除术＋肠粘连松解术，手术顺利，术后间断咳嗽，排气、排便正常。今晨大便后突发左下腹痛伴左下腹切口周围膨隆，腹痛呈胀痛，无放射，不伴恶心、呕吐，不伴肛门坠胀感，无发热，就诊于我院妇科。查体：左下腹切口上方局部隆起约5cm×4cm，轻触痛。B超提示：左下腹腹壁切口下方局部见腹壁连续性中断，宽约1.4cm，该处见肠管样回声向外凸出，范围约1.8cm×1.0cm，其旁可见范围约2.4cm×1.3cm不规则无回声区，连通至皮肤。为进一步治疗收入院。

既往史：无特殊。

体格检查

腹部平坦，未见胃肠型及蠕动波。腹壁柔软，无膨隆，左下腹戳孔上方可见一5cm×4cm局限性隆起，轻压痛，无反跳痛，无腹膜刺激征。麦氏点无压痛，Murphy's征阴性。肠鸣音正常。

辅助检查

1. 实验室检查

WBC 4.40×10^9/L，GR% 87.9%，HGB 121g/L，PLT 241×10^9/L，CRP 3mg/L。

2. 影像学检查

浅表肿物B超：左下腹腹壁口下方局部见腹壁连续性中断，宽约1.4cm，该处见肠管样回声向外凸出，范围约1.8cm×1.0cm，其旁可见范围约2.4cm×1.3cm不规则无回声区，连通至皮肤。提示：左下腹所见，考虑切口疝（内为肠管及积液）。

腹部平扫CT（图22-1）：左侧盆腹壁内见局部肠管疝入腹腔外，其内及上游小肠肠管积气、积液、扩张，并见液气平面形成；局部盆腹壁皮下脂肪可见索条。结肠可见气体影。子宫大小、形态如常，肌层及宫腔内未见异常密度影，宫腔无扩大。双侧附件区未见明确异常密度，盆腔可见少许液体密度及索条。膀胱充盈可，壁无增厚，腔内未见异常密度影。双侧盆壁及腹股沟区未见肿大淋巴结。提示：①盆腔卵巢术后状态，左盆腹壁切口疝；②盆腔少许积液。

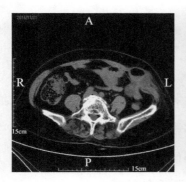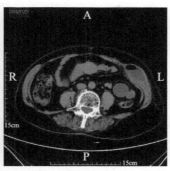

图 22 -1　腹部平扫 CT

诊断

　　嵌顿性戳孔疝，腹腔镜下双侧附件切除术后。

治疗

　　取左下腹腹壁肿物表面、经前次手术戳孔纵行切口约 7cm，逐层切开，至肌层可见肠管，色暗红、扩张，张力较大，周边少量腹腔积液，考虑为嵌顿之肠管。探查深方可及疝环，保护肠管，扩大疝环，解除嵌顿。将嵌顿小肠及前后小肠提出切口，可及肠系膜动脉搏动，观察肠管血运、蠕动良好，无坏死表现（图 22 -2）。肠管还纳回腹腔。扩大的疝环部位腹膜、腹外斜肌腱膜分层连续缝合。

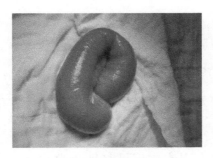

图 22 -2　疝环松解后的嵌顿小肠

随访

　　术后恢复良好。

病例分析

腹腔镜术后，戳孔突发隆起性肿物，多考虑戳孔疝，主要原因为关闭戳孔时缝合不严密所致。多数情况下，因为戳孔太小，腹膜层缝合难度较大，容易出现缝合不确实的情况。要求腹膜层、腹外斜肌腱膜必须缝合，建议采用5/8弧度的针缝合。

由于戳孔通常较小，出现疝时易发生嵌顿，临床表现除了突发肿块以外，常有腹部疼痛、腹胀等急性机械性肠梗阻症状，结合病史及腹部 CT 多能明确诊断。有时疝囊较小，只表现为急性机械性肠梗阻症状，容易诱导医生想到术后粘连因素导致的肠梗阻，这就要求接诊医生能够想到腹腔镜术后有发生戳孔疝的可能性，进一步做相应检查。

手术治疗方面，重要的在于尽早手术，避免肠管嵌顿坏死，术中可根据肠管颜色、是否蠕动及系膜动脉是否触及等指标，判断肠管活力，如果出现坏死，需要行肠管切除吻合。疝环的修补同样重要，需要确保腹膜、肌层及腹外斜肌腱膜缝合坚实，避免再次出现疝。

知识点提示

戳孔疝随着腹腔镜手术量的增加而逐渐增多，国外学者将戳孔疝分为 3 型：①早发型，占多数，多于术后 2 ~ 7 天发生，腹直肌前、后鞘和腹膜均裂开，多表现为小肠梗阻；②迟发型，多于术后 3 个月至 1 年发生，腹直肌前、后鞘裂开，腹膜是连续的，突出形成疝囊，多表现为皮下可复性质软包块；③特殊型，较少见，属早发型的一种特殊情况，指腹壁的全层裂开，肠道或网膜突出于腹壁，但缺少疝囊。早发型容易发生小肠梗阻和嵌顿，处理不及时会有肠管坏死，甚至危及患者生命，导致不良医疗结果和社会影响。该患者手术史清晰，诊断准确及时，考虑为早发型的戳孔疝，立即选择急诊手术，松解粘连，还纳肠管，避免了不良结局。

伤口感染、糖尿病、肥胖、低蛋白血症、营养状况差等均是戳孔疝的危险因素，该患者发生疝的戳孔术后腹腔放置引流管正是从戳孔处引出，且引流管直径较大，病史询问时需要关注。借助戳孔放置引流管是减少额外损伤的方法之一，但为了尽量避免戳孔疝的发生，我们建议，固定引流管时尽量采用贯穿腹壁全层缝合，甚至必要时可缝合两针，第一针缝合全层但不打结，第二针起到固定作用，拔出引流管后，再打紧第一针预置的缝线关闭戳孔；另一方面，拔出引流管一般都由低年资住院医执行，需要提醒拔除引流管时动作轻柔，如果有拔出困难的情况，不可用蛮力，适当旋转引流管，甚至可尝试轻度引流管无菌操作下注入少量气体，推开粘连网膜等方法，拔出引流管后注意观察有无肠内容从戳孔脱出，必要时填塞甚至局麻下再次缝合。同时还要注意拔除引流管后加强护理工作，在鼓励患者咳嗽、下床活动等增加腹压时，也要利用腹带等方法保护切口。

🩺 病例点评

本病例是一例典型的腹腔镜术后戳孔疝。该病例在术前不能完全判断肠管是否有坏死的情况下，选择开腹前入路的方式来处理急诊戳孔疝，术式选择是合理的。如果是择期手术，我们中心目前更多选择的是腹腔镜疝补片修补的方式，但急诊手术的尝试较少。随着腹腔镜手术在普通外科、泌尿科、妇产科等专业的广泛使用，戳孔疝的病例不算少见，应引起腹腔镜外科医生的重视。

（陈力坚　吴鸿伟　宋建宁　汪栋）

023
妊娠伴腹股沟疝、疝内容物为输卵管囊肿扭转伴坏死一例

病历摘要

基本信息

患者，女性，28岁。主因"妊娠32周，右下腹疼痛5天"入院。

现病史：患者妊娠32周，5天前无诱因出现右下腹痛，为持续性胀痛，无向腹股沟、肩部及腰部等部位放射痛，活动后腹痛加重，取右侧卧位时腹痛略缓解，不伴头晕、头痛、恶心呕吐等不适，无发热，无肛门坠胀感，无尿频、尿急及血尿，无阴道流血、流水，二次给予"度冷丁"止痛治疗，腹痛无明显缓解。行B超提示右卵巢可见，大小约2.4cm×1.4cm，右侧卵巢下方见无回声包块，范围约3.3cm×3.2cm×3.8cm，形态不规则，因考虑"右腹股沟疝？右侧输卵管积水？急性阑尾炎？"转入我院。

既往史：患者孕 26$^+$ 周因先兆流产于房山某医院保胎治疗，好转后出院。孕 30$^+$ 周因"中央性前置胎盘"转入良乡某医院。G1P0，余无特殊。

体格检查

腹部膨隆，右下腹轻压痛，无明显反跳痛，无肌紧张，未触及肿块，肠鸣音正常，4 次/分，肝未及，脾未及，肾无叩击痛，脊柱活动自如，肛门正常，会阴正常，四肢活动自如，腱反射存在，浮肿（－）。宫高 29cm，腹围 89cm，胎位为枕左前位，胎心 142 次/分，先露部浅，宫体无张力，子宫无压痛，无宫缩，骨盆未测量。

辅助检查

1. 实验室检查

D－Dimer 2.1mg/L，ALB 30.9g/L，GR% 89.7%，CRP 81mg/L。

2. 影像学检查

产科彩超：BPD 7.4cm，HC 27.1cm，FL 6.0cm，AC 26.8cm。羊水深度 5.8cm。胎盘位置为后壁，下缘过宫颈内口 3.0cm，胎盘下缘内可见液性暗区，范围约 1.5cm × 0.6cm（血池），经会阴探查，妊娠子宫宫颈管长约 2.4cm，内口闭合。提示单活胎（超声孕 30^{+3} 周），胎儿发育小于相应孕周，前置胎盘（完全性），宫颈稍短。

腹股沟彩超：右腹股沟区可见混合回声包块，大小 5.6cm × 2.7cm × 4.5cm，内可见肠管回声及扩张肠腔。

诊断

右腹股沟嵌顿性疝，妊娠 32^{+1} 周，孕 1 产 0，头位，中央性前置胎盘，先兆早产，双侧卵巢囊肿。

治疗

1. 手术情况

麻醉效果满意后，常规消毒、铺单，盖皮肤膜，做右侧腹股沟上平行斜切口，长约5cm，切开皮肤、皮下，锐性剪开腹外斜肌腱膜，提起腱膜上下叶做钝锐性分离，逐一显露腹股沟管、腹股沟韧带、联合腱及耻骨结节，分离子宫圆韧带并悬吊，探查未见疝囊，腹股沟管后壁未见薄弱彭出，术中行B超检查，示切口外上方仍可见囊性肿物。遂延长切口至10cm，锐性剪开腹外斜肌腱膜，钝性分离肌肉，在接近髂前上棘处找到疝囊并切开，可见腹股沟管内环松弛，有蒂肿物自腹股沟管内环膨出，颜色黑紫，失去生机，大小约3cm，内环并无明显狭窄至疝内容物不能还纳，腹腔内可见增大子宫紧贴内环。请产科医生上台，证实肿物为右侧输卵管近伞端处系膜囊肿，输卵管顺时针扭转3周，呈紫黑色（图23-1），右侧卵巢未见异常，因增大子宫遮挡，右侧输卵管根部及左侧附件难以暴露，决定切除右侧输卵管。两把弯钳对夹输卵管系膜，切除右侧输卵管及输卵管系膜囊肿，丝线缝扎两道，结扎一道。疝囊自根部高位结扎，逐层关闭切口。补充诊断：右输卵管系膜囊肿扭转伴坏死，右腹股沟疝。

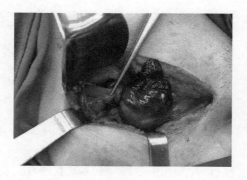

图23-1 右侧输卵管系膜囊肿扭转伴坏死

2. 术后病理报告

（右侧）输卵管一条，紫黑色，长6.0cm，直径1.5~3.0cm。符合输卵管扭转所致管壁瘀血改变，部分管壁结构不清。

3. 产科处理

术后予抗炎、保胎、补液对症治疗。术后第4天因早产临产、中央性前置胎盘，在CSEA麻醉下行子宫下段剖宫产术，手术顺利，新生儿重2400g，身长46cm，现患者体温、血象正常，子宫复旧好。

随访

恢复良好，无异常表现。

病例分析

1. 患者妊娠32周，主因右下腹疼痛5天就诊，经超声检查发现右侧腹股沟区肿物，初步诊断右腹股沟嵌顿性疝。由于处于妊娠末期状态，腹部膨隆明显，导致腹股沟查体无阳性体征，但超声所见足以做出腹股沟疝的诊断。

2. 病史时间较长，疼痛明显不能缓解，具备急诊手术指征。术中探查困难，使用超声定位方可找到疝囊，考虑为妊娠状态下，增大的子宫将圆韧带向外上方牵拉，导致腹股沟管内环亦向外上方移动，接近髂前上棘的位置。

3. 打开疝囊后发现疝内容物为坏死的输卵管囊肿，发生坏死的原因为输卵管扭转，并非疝内容物嵌顿于内环所致，因此不应做嵌顿性疝的诊断。

4. 尽管并非腹股沟嵌顿性疝，但疝内容物已发生坏死，在急诊手术条件下不宜做腹股沟疝修补术，仅做疝囊高位结扎术。

5. 分析腹股沟疝发生的原因，为增大的子宫将输卵管肿物挤压出内环口所致，待生产后子宫复旧，腹股沟恢复正常的解剖位置，由于腹壁肌肉的作用，腹股沟疝有可能自行修复。

病例点评

本病例为妊娠末期发生的腹股沟疝，且疝内容物为扭转伴坏死的输卵管囊肿，从病因到病变器官都极为特殊，最需要讨论的是疾病诊断的问题。参加手术的各科医生、各级医生都有不同的见解，焦点就在于腹股沟疝的诊断是否成立。腹外疝的定义为腹壁结构缺损或薄弱，在腹压增加的情况下，腹腔器官突出于腹壁。本病例存在腹股沟管内环松弛，妊娠状态下增大的子宫将右侧输卵管肿物挤压出内环，从局部解剖来看存在疝囊结构，因此具备诊断腹股沟疝的要素。特殊之处在于疝内容物并非常见的小肠、大网膜、结肠、膀胱等器官，而是输卵管囊肿且发生扭转坏死。

（颜姝　武亚东　赵宁）

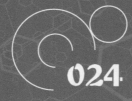

024
胃癌伴上消化道穿孔一例

病历摘要

基本信息

患者，男性，60岁。主因"突发上腹部疼痛5小时"入院。

现病史：患者5小时前无明显诱因突发上腹部疼痛，呈持续性刀割样，逐步波及全腹，无恶心、呕吐，无腹泻、腹胀，无反酸、嗳气，无排气、排便。就诊于我院急诊，行腹部CT提示：腹腔内游离气体，消化道穿孔可能大；胃窦部胃壁增厚，性质待定。

既往史："胃炎、反流性食管炎"病史5年，口服"奥美拉唑"等治疗，未规律诊治。5年前因"喉癌"行手术切除，术后行放疗，后规律复查未见明确肿瘤复发。

体格检查

体温：37.0℃，脉搏：88 次/分，呼吸：22 次/分，血压：130/66mmHg。急性病容，强迫体位，轮椅推入病房。腹平坦，未见胃型、肠型及蠕动波。触腹韧，未触及明确包块，全腹压痛、反跳痛，腹肌紧张。叩诊全腹鼓音，移动性浊音（-）。肠鸣音减弱，约 1 次/分。

辅助检查

腹盆部 CT：肝周可见多发游离气体密度影（图 24-1）。胃窦部胃壁增厚，周围脂肪间隙稍模糊（图 24-2）。考虑：消化道穿孔可能大；胃窦部胃壁增厚，性质待定。

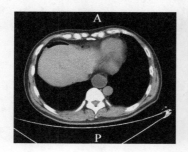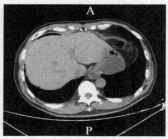

图 24-1　腹部 CT

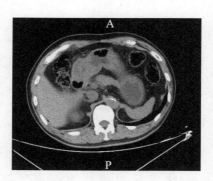

图 24-2　胃窦部胃壁增厚，周围脂肪间隙稍模糊

诊断

消化道穿孔，急性弥漫性腹膜炎，慢性胃炎，反流性食管炎，喉癌术后放疗史。

治疗

1. 手术情况

急诊行剖腹探查，术中见胃窦近十二指肠球前壁可见大小约 2.5cm 穿孔，周围布满脓苔及溢出之消化液，胃窦穿孔周围可触及质硬肿物，环胃周生长，浆膜面尚完整，胃周围未触及明显肿大淋巴结。术中冰冻病理检查，结果回报：腺癌浸润。遂行"远端胃大部切除术＋十二指肠部分切除＋腹腔淋巴结清扫术＋胃空肠侧侧吻合（毕Ⅱ）＋空肠侧侧吻合术（布朗吻合）＋空肠营养管置入术"。

2. 术后病理报告

胃窦溃疡型低分化腺癌，部分呈印戒细胞癌，伴穿孔急性浆膜炎。癌瘤侵透肌层，灶性侵及浆膜，并侵及十二指肠。脉管未见明确侵犯。两侧手术断端未见癌残留。淋巴结 0/12：第 1 组淋巴结 2 枚、第 3 组淋巴结 2 枚、第 4 组淋巴结 5 枚、第 6 组淋巴结 2 枚、第 8 组淋巴结 1 枚均未见癌转移。

3. 术后恢复情况

继续补液、抑酸、抗感染等治疗，术后第 1 天空肠营养管注入温水，术后第 2 天尝试肠内营养，术后第 4 天排气，术后第 7 天进流食，术后第 10 天出院。

随访

出院后一般情况可，进食、排便恢复正常。患者拒绝行术后化疗。

病例分析

胃癌穿孔是一种胃癌较少见的严重并发症，发病率为 0.56%～

3.90%。10%~16%的胃穿孔由胃癌引起，胃癌穿孔发病率约占急腹症的1%，男性多于女性，好发于45岁以上。胃穿孔为胃部病变向深度发展，胃壁变薄，或加上胃腔内压力突然增加，胃内容物可向腹腔穿破。食物、胃酸、十二指肠液、胆汁、胰液等具有化学性刺激的胃肠内容物流入腹腔，导致剧烈腹痛，引起急性弥漫性腹膜炎。胃癌穿孔常见于进展期的肿瘤，与肿瘤浸润深度有关，但也有早期（T_1期）肿瘤的报道，比例相对较低，约11%。

胃癌急性穿孔术前诊断困难，临床表现无特异性，以突发的急性腹膜炎为主，与良性胃十二指肠溃疡穿孔相似，术前诊断率为30%~40%。胃癌急性穿孔与胃溃疡穿孔的临床表现十分类似，鉴别诊断较困难。但仍有一些迹象可循：①对穿孔患者必须仔细询问病史。对中老年患者，如穿孔前病史短暂且溃疡症状不典型，应考虑到胃癌穿孔可能；如穿孔前溃疡病史近10年或更长，近期症状加重，有规律性改变，内科治疗无效，体重近期明显下降等也应考虑到胃癌穿孔可能；②查体时如果左锁骨上触及肿大固定的淋巴结，或上腹部体检发现有包块，也应考虑到胃癌穿孔可能；③辅助检查中如果发现便潜血阳性，或术前CT检查提示癌灶或者腹部脏器转移灶，也需考虑到胃癌穿孔可能。

术中发现胃癌穿孔比例比较大，这要得益于术中快速冰冻病理。但是在我国目前的情况下，急诊手术快速冰冻的检查受到很多因素的影响，真正开展时有一定限制，在术中有下列情况者，应考虑胃癌穿孔：①腹腔内有癌肿转移灶，而其他脏器未发现原发病变，且胃周围淋巴结有转移肿大，此为诊断胃癌穿孔的重要依据；②胃角、小弯侧及幽门部大而不规则穿孔，溃疡肿块超过2.5cm。肿块表面凹凸不平，质硬，呈侵袭性生长。

我们中心所有胃穿孔行修补术的患者都要留取活检病理标本，

同时所有修补术后的患者，术后 1～2 个月内都要复查胃镜，通过这些方法，尽可能降低胃癌穿孔的漏诊率。

急诊胃癌穿孔的手术治疗方式主要包括单纯穿孔修补术、姑息切除术和根治性切除术。传统观点认为，穿孔会导致腹腔癌细胞播散，引起种植转移，预后差，故多采取保守的单纯穿孔修补术或肿瘤姑息切除术。但现在已有研究证明，胃癌穿孔急诊行根治性手术的效果基本等同于择期的胃癌根治术。越来越多的学者认为如果术中不能达到 R_0 切除，姑息手术的意义十分有限。如果一期行穿孔修补手术，病理证实为胃癌的话，可择期行根治性手术。该患者发病时间较短，一般情况尚可，因此我们争取一期根治性切除肿瘤，避免二次手术打击。其实在手术方式选择上，我们在与患者及家属沟通时，发现患者曾因喉癌接受过肿瘤治疗，有过痛苦经历，所以如果本次只行单纯胃穿孔修补术，患者肯定不会接受第二次手术，这点从患者拒绝任何术后辅助治疗即可得到印证，如此可能导致患者丧失根治肿瘤，获得长期生存的机会。

🏥 病例点评

该胃癌穿孔患者全身情况良好，发病时间短，并由有经验的医师选择了根治性切除的手术方式，整个诊疗过程较为成功，符合目前胃癌穿孔治疗的原则，且充满了人文的思考与关怀，是值得肯定的。

需要补充的是，胃癌急性穿孔的外科治疗目前仍存在诸多争议，这需要我们在面对个体患者时做到具体问题具体分析。在临床实际工作中，胃癌穿孔患者的术前、术中评估是非常重要的，不仅可明确穿孔原因，也是一切治疗的基础。同时患者身体状况、对手术的耐受程度也是我们需要重点考虑的影响因素，毕竟急诊手术首先应挽救患者的生命，切不可盲目追求根治性切除手术，要在两者之间取得平衡。我们中心对一期接受穿孔修补手术的胃癌穿孔的患者，往往会建议先接受2~3个周期的化疗，再评估是否适合手术，如此不仅可以将远处转移的危险尽可能降低，也可避免一些肿瘤恶性度较高的患者承受无谓的手术打击，但这些观点还需要更多高级别循证医学证据来证明。

（汪栋）

025
异物性小肠穿孔一例

病历摘要

基本信息

患者，女性，84岁。主因"腹痛、腹胀3天，加重1天"入院。

现病史：患者自诉3天前进食枣饼后出现腹痛，呈绞痛，无大便，就诊于居住地附近医院，行右下腹超声检查，未发现明显异常，考虑胃肠炎，予对症抗感染治疗，症状稍缓解，昨日再次出现腹痛、腹胀，活动后明显，无恶心、呕吐，无排气、排便，就诊于我院急诊科，行盆腔CT检查示：骶骨前方小肠肠腔内异物并局部肠管穿孔，肠系膜脂肪间隙渗出伴游离气体。初步考虑为异物导致小肠穿孔，拟行急诊手术，遂收入我科。患者目前神志清，精神弱，睡眠、饮食欠佳，大小便尚可，体重未见明显减轻。

既往史：高血压病史 30 年余，最高 180/90mmHg，口服海捷亚及拜新同降压，平时可控制在（140～150）/（80～90）mmHg，冠心病 20 年余，脑梗病史 20 余年，口服阿司匹林预防血栓，目前有口角歪斜、右眼睑下垂、下肢活动障碍等脑梗后遗症，糖尿病病史 30 余年，最高空腹血糖 11.6mmol/L，口服拜糖平降血糖，平时血糖控制可。精神疾病史。40 年前行开胸手术（具体不详）。否认输血史，否认药物过敏史，余无特殊。

体格检查

T 37.0℃，P 106 次/分，R 21 次/分，BP 93/67mmHg。发育正常，营养正常，疼痛面容，表情不自然，自主体位，卧床状态，神志模糊，查体欠合作。腹胀，未见肠形、胃肠蠕动波，全腹压痛（＋），下腹部为著，反跳痛（＋），肌紧张（＋），呈板状腹，肝脏浊音界消失，肝肺浊音界上移，听诊未及肠鸣音。

辅助检查

1. 实验室检查

血常规：WBC 12.02 × 10^9/L，GR% 91.8%。血气 + 离子分析、血生化均无明显异常。

2. 影像学检查

立位腹平片（图 25 - 1）：腹部部分肠管积气，右中腹部小气液平。

盆腔 CT（图 25 - 2）：骶骨前方小肠肠腔内异物并局部肠管穿孔，肠系膜脂肪间隙渗出伴游离气体。双肺下叶慢性炎症可能，心脏增大。

诊断

小肠穿孔，弥漫性腹膜炎，高血压病 3 级（极高危），2 型糖

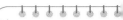

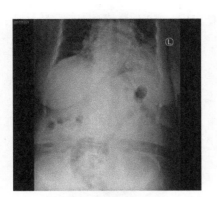

图 25 -1　立位腹平片

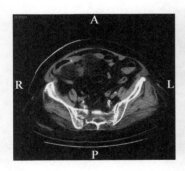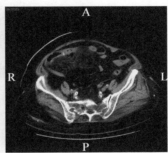

图 25 -2　盆腔 CT

尿病，冠状动脉粥样硬化性心脏病，双侧肾上腺结节，双肺炎症可能，脑梗后遗症，肺部分切除术后。

治疗

1. 手术治疗

术前给予胃肠减压、禁食水、抗炎（泰能）、抑酸、补液等对症治疗，急诊行剖腹探查术＋小肠部分切除术＋小肠端端吻合术。

探查：腹腔内有量约 300ml 黄色脓性腹水；肝脏、胃、十二指肠、胆囊未见异常，脾脏探查不满意；腹主动脉旁、盆腔未触及肿大淋巴结；小肠轻度炎性水肿，未触及肿物，肠系膜炎性增厚，距回盲部约 30cm 处长约 15cm 的小肠呈高度水肿，中间部位可见一尖端异物穿出肠管，对系膜缘、系膜缘亦可见一约 5mm 穿孔，挤压

141

肠腔可见黄色肠液流出，其下系膜组织严重水肿，病变部位小肠水肿严重（图25-3）。余小肠、结肠、直肠未见异常。

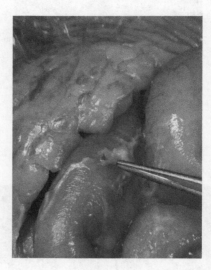

图25-3　术中可见小肠穿孔

小肠部分切除：充分暴露病变小肠段，以小肠水肿改变分界线显露血运良好小肠段，以 Ligasure 离断小肠系膜，以肠钳、kocher 钳于血运良好处钳夹离断病变肠段肠管，切断小肠，备吻合。切除小肠切开病变，证实为枣核穿孔所致（图25-4）。以3-0可吸收缝线连续内翻全层并浆肌层加固缝合行小肠断端吻合，吻合满意，查肠管无扭曲，无张力，吻合及血运良好。3-0可吸收线间断缝合关闭小肠系膜裂孔（图25-5）。大量生理盐水冲洗腹腔，蘸取小肠表面脓苔送培养，吻合口附近及盆腔置入腹腔引流管各1根，自两侧下腹引出。

2. 术后恢复情况

术后为进一步治疗收入 ICU 病房。

术后第1天：病情平稳，转至普通病房，继续抗感染、降压、降糖、补液等治疗。

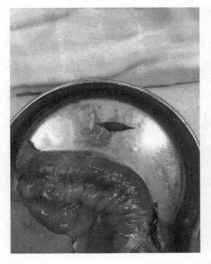 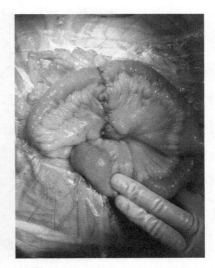

图 25 –4 导致小肠穿孔的原因为枣核　图 25 –5 小肠断端吻合后效果

术后第 2 天：继续抗感染治疗，以及基础疾病的相应治疗。

术后第 5 天：已排气、排便，进流质饮食后未诉不适，拔除引流管。

术后第 7 天：患者病情稳定，准予出院。

随访

出院后复查饮食尚可，伤口愈合良好。

病例分析

肠穿孔是外科常见急腹症之一，因病情轻重不同临床表现不尽相同，但首要表现和常见症状为腹痛，严重者可致弥漫性腹膜炎，甚者导致感染性休克。肠内异物导致的肠穿孔相对少见，异物所致肠穿孔往往系于异物本身的形态及长度，穿孔可见于胃肠道的各个部位，尤其易发生在肠道转折及狭窄部位。如果物体异常尖锐，则发生穿孔的危险会明显增加。本例患者为老年女性，主诉有吞食枣

笔记

饼情况，且随后出现腹部绞痛，应高度怀疑胃肠道异物嵌顿。超声检查对于急腹症的诊断有一定意义，但适用范围有限，人为因素掺杂较多，对于穿孔梗阻乃至血栓性疾病诊断价值不高。急诊影像诊断常还包括腹部立卧位平片、腹部 CT、消化道造影及内镜检查等。根据腹部查体选择性应用相应检查是常规诊疗思路。本例患者腹部查体压痛、反跳痛及肌紧张并存，腹盆腔 CT 明确显示小肠内尖端异物刺破肠壁，导致腹盆腔积液、肠周游离气体。诊断小肠异物穿孔、弥漫性腹膜炎基本明确。

小肠穿孔所致腹膜炎急诊常首选手术治疗，根据病情轻重及所在区域肠管病变情况，常选用的术式为单纯穿孔修补、肠部分切除等。本例患者病史较长，腹膜炎表现较重，剖腹探查见腹腔肠内容物较多，异物（枣核）致肠管系膜缘及对系膜缘两处穿孔，系膜缘处血管出血，肠管高度水肿。单纯异物取出、穿孔修补，术后发生肠瘘的风险较高，且有肠管坏死、再次穿孔之风险，遂选用肠部分切除术。肠部分切除相对简单，要求切除范围包含病变肠管及两侧少量正常肠壁组织。我们选用手工吻合考虑到以下两个方面：①在一定技术范围内手工吻合可靠，不增加人为肠憩室；②不增加患者额外的手术费用。

儿童及老人由于咀嚼功能相对较差，吞咽敏感度不高，是异物致消化道穿孔的高发人群。本例患者为老年女性，且有脑梗病史，因此在详细了解患者腹痛及近期进食情况后，应当考虑存在枣核导致肠穿孔之可能。影像检查应选用更具针对性之腹盆 CT，将会增加诊断确切性，为治疗提供更好的依据。根据患者术前腹部体征、影像判读，初步建立手术术式，最终术式应根据术中探查结果来进一步确定。主要依据包括患者病变肠管活力、腹腔感染严重度、穿孔部位和穿孔数量。希望通过此病例使读者对异物致肠穿孔的诊疗有进一步的了解。

➕ 病例点评

　　成年人的消化道异物绝大部分情况是在进食时偶然发生误咽，异物以枣核和鱼刺较常见，鱼刺、枣核如果早期卡压在食道，往往症状出现较早，容易发现，而如果误入胃肠道后，则可能变为不定时的隐患。枣核质硬，形态呈梭形，两端尖锐，穿过食道后危害往往更加严重。吃红枣时误吞入枣核，枣核在消化道内下行过程中长轴及方向变化，可斜行或横插在肠壁。老年人咀嚼与吞咽功能均有退化，而且肠壁变薄，蠕动较慢，所以枣核更容易刺破老年患者肠壁导致肠穿孔，而且老年患者往往不能提供明确误吞枣核病史，经常导致误诊及漏诊。小肠穿孔容易导致弥漫性腹膜炎发生，如果不能及时诊断并处理，将导致感染性休克等严重后果，甚至会危及生命。该病例就是一个老年患者误吞枣核，导致延迟穿孔的典型病例。反思该患者的治疗过程，仔细询问病史是首要的，这是外科医生的基本功，也是一切诊疗方案选择的起点和依据。另一方面，我们也要对枣核的 CT 影像学特征有一定了解：①轴位 CT 平扫表现为梭形、椭圆形及圆形的高密度影，边缘清晰、光整；②中心为低密度影，边缘为环状高密度影或整个枣核为比较均匀的高密度影。上述的 CT 影像学表现具有一定特征性。该患者诊疗过程中重要的就是抓住了病史，及时进行 CT 检查，从而快速诊断，立即手术，节省了治疗时间，最终挽救了高龄患者的生命。

（杜旭　牛磊　汪栋）

病历摘要

基本信息

患者，男性，54 岁。主因"误吞异物 48 小时，腹痛 20 小时"入院。

现病史： 患者 48 小时前进食时误吞假牙，无腹痛、腹胀，无恶心、呕吐，无吞咽不适，有排气、排便，无反酸、嗳气，无憋气、胸闷、心悸，无发热，患者未予重视，但 20 小时前无明显诱因出现腹痛，疼痛程度尚可忍受，自诉为"钝痛"，热敷后略有缓解，范围局限为上腹部，余症状同前，就诊于我院急诊，腹部 CT 平扫＋增强提示胃窦内不规则高密度影。诊断为胃窦内不规则密度影，结合病史考虑为误吞异物。完善血常规检查大致正常，急诊考

笔记

虑患者无发热、腹膜炎，血象大致正常，CT 未见腹腔游离气体，暂无明确消化道穿孔表现，联系内镜中心行内镜下异物取出术，胃镜检查提示胃窦可见部分假牙，一段嵌入胃壁，可见少量渗血，周围有水肿，应用异物钳及圈套器多次尝试，无法移动，不能钳出。现为求进一步诊治收入我院。

既往史： 30 年前于外院行右侧腹股沟斜疝修补术。无食物、药物过敏史。无输血史。

体格检查

生命体征平稳。腹部平坦，未见胃肠型及蠕动波，未见腹壁静脉曲张。腹软，未触及明确包块，右上腹轻压痛，无反跳痛及肌紧张，余腹部无明显压痛，肝脾肋下未触及，Murphy's 征（－），输尿管点无压痛。叩诊全腹鼓音，肝、脾、肾区无叩痛，移动性浊音（－）。未闻及振水音，肠鸣音约 4 次/分。

辅助检查

1. 实验室检查

血常规＋C 反应蛋白：WBC 8.19×10^9/L，GR% 77.8%，CRP 34mg/L，HGB 131g/L，PLT 179×10^9/L。

2. 影像学检查

腹部 CT：胃窦内不规则高密度影。诊断为胃窦内不规则密度影，异物可能性大（图 26 - 1）。

胃镜：胃窦内可见部分假牙，一段嵌入十二指肠球前壁，可见少量渗血，应用异物钳及圈套器无法钳出。

诊断

胃内异物嵌顿，右侧腹股沟疝术后。

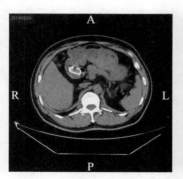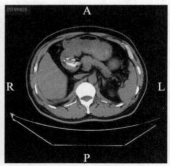

图 26 - 1　术前腹部 CT

治疗

1. 二镜联合取出胃内异物（腹腔镜 + 胃镜）

急诊全麻下行腹腔镜探查术 + 术中胃镜取出异物 + 胃壁缝合术，术中见胃窦部位的胃壁红肿（图 26 - 2），周围有少量渗出，术中再进入胃镜，明确异物位置与腹腔镜发现红肿部位相同，内镜下借腹腔镜助力松动异物，完整取出异物，并在异物嵌顿部位放置金属夹（图 26 - 3）。腹腔镜下以 3 - 0 可吸收线合胃窦全层，表面覆盖大网膜，再以胃镜充气后查看胃腔，无漏气、出血，可顺利通过幽门，无狭窄。

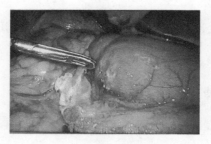

图 26 - 2　术中腹腔镜见胃壁红肿部位

2. 术后恢复情况

安返病房，给予监测、吸氧、禁食水、抗感染、补液等治疗，患者术后第 1 天排气，进水及半流食，术后第 2 天进半流食，恢复顺利出院。

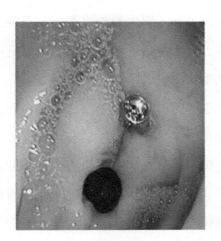

图 26 - 3　术中取出异物后胃镜再次观察胃腔情况

随访

出院嘱患者口服洛赛克。1 个月后门诊复查胃镜，未见明显异常病变。

病例分析

吞咽异物多见于儿童，亦可见于成人特殊情况下有意或无意吞咽异物。比较危险的异物主要为形状长而尖锐的物体，可能刺破胃肠壁并固定于该处，导致感染。吞下的物品 20% ~30% 在食管内受阻而停留，达到胃内的吞咽异物则 80% 以上可以顺利地通过胃肠道，从大便排出体外，其他可嵌留于幽门、十二指肠空肠曲等部位。胃异物可无任何自觉症状，锐性异物如果损伤黏膜，则可出现上腹痛、恶心、呕血等症状。诊断方面，一般异物来源较为明确后，诊断难度不大，但应考虑到异物进入呼吸道的可能。根据异物的不同类型可以选择不同检查方式以辅助评估病情。如附有金属部分的异物可行 X 线检查或 CT 检查。非金属异物只能用 X 线钡餐或内镜协助诊断。治疗方面，胃内异物多观察，等待自行排出；但对于形状尖锐的物体，尤其是出现腹部症状的患者应在检查手段明确异物位置后，早期采取内镜、手术等干预措施，及时取出为宜。

胃镜取上消化道异物时处理不当易致穿孔、出血等并发症，术中应仔细观察，动作轻柔果断，并注意技巧，比如异物长轴与管腔纵轴保持一致，退镜要缓慢，同时尽量注气使管腔充分扩张，以此来降低退镜过程中异物对黏膜的损伤，同时经过管腔狭窄部或拐角处时，宜更缓，退镜至咽部时，使患者头部尽量后仰可减少角度以利退出。若异物嵌顿于消化道时，胃镜取出困难，有时需要外科手术治疗。外科手术干预的方式目前主要为开腹手术和腹腔镜手术。虽然腹腔镜手术创伤较小，但由于腹腔镜触觉的丧失，如果异物游离，消化道管壁外侧无明显异常时，异物在消化道内定位相对困难；开腹手术因为有人手触觉的反馈，所以一般定位异物位置较为容易，但相对创伤较大。

本例患者异物误吞病史明确，异物形状尖锐，有损伤胃壁的风险，通过内镜于胃窦内见部分假牙，尝试拔出，虽然可适度活动，但异物明显一段嵌入胃壁，可见少量渗血，单纯借助异物钳及圈套器的力量无法钳出，由于担心拔出异物造成二次损伤，故选择急诊于全麻下行腹腔镜探查术＋内镜异物取出术＋胃壁缝合术，最终取出异物，术后恢复顺利，痊愈出院。

病例点评

吞咽异物患者主要分为主动自残和无意意外两大类，两者诊断往往都不困难，诊疗的前提是需要明确异物的种类、形状、数量、吞服时间等信息，竭尽所能获得患者或者家属的信任和配合，确保得到的信息准确无误，该病例病史询问准确、详细，精确到小时，这值得肯定。同时异物的另一个重要诊疗难点为定位，若含有金属成分，我们建议除无条件的基层医院，均应直接进行腹部的 CT 检查，因为传统的 X 线检查即使看到高密度的金属影定位仍然较为困难，需要丰富的经验，而 CT 检查可以提供更加准确的定位信息，更重要的是对腹腔内的整体情况有所了解，对异物周围组织的关系和影响评估更加准确，若有小的消化道穿孔，CT 诊断的阳性率和准确率也要明显高于 X 线，总之，可以帮助我们更早、更全面、更准确的了解异物在消化道内的情况。该病例就及时采取了 CT 的检查方式，节省了诊疗时间。

该患者第一次内镜取出异物没有成功的主要原因是异物嵌顿于胃壁，若强行拔出，发生术后出血、穿孔等并发症的风险较高，所以该病例采取了在腹腔镜监视下的内镜异物取出方式。如果内镜可以取出异物，是否穿孔、出血可以在取出异物后通过内镜、腹腔镜共同确认，若有出血，腹腔镜下缝合会取得确切的效果；如果内镜再次异物取出失败，内镜也可以为腹腔镜下一步切开胃壁取出异物起到定位引导的作用，这样克服了腹腔镜无触觉反馈，定位困难的缺点，最大化发挥微创手术的优势，保证患者的安全，控制手术创伤，最终造福患者。

总之，异物误吞患者的诊疗很难制定所谓"规范""指南"，我们应该结合本单位的现状，根据患者的情况，选择损伤最小、最安全的治疗方式，同时也要积极处理，避免侥幸心理导致病情延误，而引起更严重的后果。

（汪栋）

急诊内镜治疗胃石症一例

病历摘要

基本信息

患者，女性，46岁。主因"上腹隐痛1天，伴进食后恶心、呕吐3小时"入院。

现病史： 患者1天前无明显诱因间断出现上腹隐痛，可忍受，持续时间约30分钟，休息后略有好转，发作频率每2~3小时一次，伴纳差，饮水后恶心、腹胀，无反酸、呕吐、腹泻等症状。3小时前进流食，进食30分钟后呕吐胃内容物300ml，就诊于我院急诊。

既往史： 5年前诊断为甲状腺功能减退，每日服用左旋甲状腺素50μg。双侧颈动脉斑块形成2年，平素间断口服他汀，未规律治疗。否认高血压病病史、心脏病病史及肺部疾病病史。无食物、药物过敏史。详细追问，自述喜欢进食柿子，但无明确规律。

体格检查

生命体征平稳。腹略膨隆，未见胃肠型及蠕动波，未见腹壁静脉曲张。腹软，未触及明确包块，全腹无压痛、反跳痛、肌紧张，肝脾肋下未触及，Murphy's 征（－），输尿管点无压痛。叩诊全腹鼓音，肝、脾、肾区无叩痛，移动性浊音（－）。可闻及振水音，肠鸣音约 3 次/分。

辅助检查

1. 实验室检查

血常规＋C 反应蛋白：WBC $9.24 \times 10^9/L$，GR% 75.3%，CRP 12mg/L，HGB 125g/L，PLT $166 \times 10^9/L$。

2. 影像学检查

立卧位腹平片：上腹部有多个类圆形高密度影，考虑胃石可能。

诊断

胃石症，胃潴留，甲状腺功能减退，双侧颈动脉斑块形成。

治疗

1. 胃镜治疗（如胃镜治疗效果不好则准备外科腹腔镜手术治疗）：

胃镜下见胃内大量胃液潴留，少量食物残渣，洗净后见胃内多发巨大胃石，最大约 3.0cm×2.5cm，其中一块胃石嵌顿于幽门处，周围轻度红肿，未见明显溃疡（图 27 - 1）。根据胃石形状及与幽门关系，定位恰当，将网篮从胃石与胃壁间的空隙插入，待网篮越过胃石后撑开，回拉后有阻力，根据阻力情况调节并适度收紧网篮，固定网篮手柄再缓慢牵拉，最终将胃石拖入胃腔，机械碎石法将多发胃石击碎。冲洗后检查整个胃腔，胃窦大弯及后壁侧见多发糜烂灶，后壁见一不规则浅溃疡，大小约 0.2cm × 0.4cm，表覆白苔，周围黏膜略充血、水肿，活检 1 块，组织软，弹性好。过程平稳顺利。

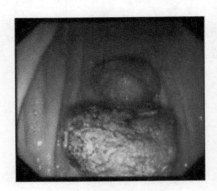

图 27 - 1　术中胃镜

2. 术后恢复情况

术后安返病房，继续应用碳酸氢钠、质子泵抑制剂，术后第 2 天顺利出院。出院嘱患者低盐、低脂饮食，继续口服质子泵抑制剂抑酸。避免食用容易形成结石的食物，如黑枣、柿子等，嘱患者复查胃镜前尽量不食含纤维素多的食物。

随访

出院后 1 个月门诊复查胃镜，未见明显异常。

病例分析

胃石的性质主要取决于摄入物的类型。根据摄入物的不同，常见的胃石主要包括毛发石、植物石、药物石和乳酸石 4 种。而其中又以进食柿子、枣类等引起的植物性胃石最为多见，本病例即属于此类。究其原因是由于柿子类食物中含有大量的纤维素、半纤维素、木质素及鞣酸，进食后在胃内与胃酸相互反应，并在多种蛋白质的累积下形成团块状、难以消化溶解的鞣酸聚合物，即形成胃柿石，是植物性胃石中最典型的一种。该例患者既往喜欢空腹食用柿子，这是最为常见的胃石形成原因之一，可能的病理生理过程为患者进食柿子后与胃酸作用，产生难溶于水的沉淀物，再与食物残渣、果胶等形成凝块，凝块之间相互凝聚，生成更大的胃石，向下移动过程中，在幽门形成梗阻，导致胃潴留。这里需要指出的是，上述植物形成胃石的过程中鞣酸起到重要作用，而鞣酸在上述植物的成熟果实中含量不足1%，而未成熟时会高达25%。

胃石患者大多无明显临床症状，常见伴随症状依次为腹痛、腹胀、血便或柏油样便，以及腹部不适。发生梗阻并导致胃潴留的相对较少，但也有文献报道，胃石甚至可梗阻于食道、胃、十二指肠及小肠，所以在接诊消化道梗阻患者时，胃石症需要引起我们外科医生的重视。其实本病例既往史中提供的喜欢食用柿子的习惯，也是在X线提供胃石诊断可能后我们补充追问而得，可见以后病史询问应该更加详细。胃石主要通过胃镜进行确诊，同时腹部X线、CT也是胃石诊断的重要检查手段，特别是在胃石进如肠道及多枚胃石的情况下，其定位诊断作用更加显著。较大的胃石可压迫胃壁导致胃壁缺血、溃疡，进一步出现出血、穿孔等情况；而小胃石则可随消化道蠕动进入小肠，导致消化道梗阻，所以胃石一经确诊应立即将其溶解或取出。

目前胃石治疗主要包括三大类：保守治疗、胃镜治疗及外科手术治疗。其中保守治疗主要是应用胃肠动力药、质子泵抑制剂、碳酸氢钠等进行治疗，但总体效果有限。胃石症的电子胃镜下治疗较为常见，主要治疗方案包括胃镜下应用活检钳、圈套器、高频电切

笔记

刀、外科剪刀等器具直接粉碎胃石，应用高频电热活检钳、骨钻等对胃石外壳进行破坏，或直接应用激光或（和）钬激光完成胃石的引爆粉碎，但有些技术尚未完全成熟，治疗费用过高。胃石症的外科治疗更多应用于胃石导致的梗阻所引起的急腹症，包括开腹手术和腹腔镜手术，由于腹腔镜手术技术的不断发展，我们中心只要患者状况允许，一般都会采用腹腔镜的方式进行手术治疗，尽可能减少患者创伤、加速康复。本例患者梗阻位置较高，仍在电子胃镜的治疗范围内，所以我们先尝试电子胃镜下的诊断和治疗，如果内镜治疗效果不佳，随时进行腹腔镜下的手术治疗，同时由于内镜还可以起到定位作用，可进一步减少损伤，控制并发症。

病例点评

　　治疗手段的选择应该综合考量，最重要的是应该以患者为中心，该病例就很好的体现了这一原则。胃石症诊断及时，患者一般情况良好，考虑梗阻位置位于幽门，所以先采用电子胃镜的治疗方案，同时还做好了如果胃镜治疗失败的腹腔镜后续治疗备用方案。在急诊处理过程中，我们尽可能选择有效、微创的方式，并遵循创伤逐级升级原则选择治疗方案。在患者病情的急迫性和治疗创伤最小化之间掌握平衡，加强科室间合作，是我们诊疗过程中需要重视的问题。

（汪栋）

028
介入治疗脾破裂一例

📋 病历摘要

基本信息

患者，男性，31 岁。主因"腹部外伤后腹痛 23 小时"入院。

现病史：患者 23 小时前因腹部外伤致腹部疼痛，左上腹为著，伴双下肢疼痛、呕吐、便血，无头痛、头晕，无恶心、呕吐，无视物模糊，四肢活动轻度受限，患者腹痛逐渐加重，我院急诊腹部 CT 示：脾挫裂伤，少量盆腔积液。给予制动、禁食水、补液扩容、抑酸、止血、抗感染、祛痰等对症处理，血红蛋白从 157g/L 降至 139g/L。发病以来神清，精神可，睡眠差，便血，小便色深。

既往史：无特殊。

157

体格检查

体温：36.3℃，脉搏：100 次/分，呼吸：20 次/分，血压：113/64mmHg。腹胀，未见腹壁皮肤破损及瘀斑，未见胃型、肠型及蠕动波。腹部未及明显包块，左侧季肋部挤压征（＋），上腹部压痛（＋），反跳痛（＋），Murphy's 征（－），肝、脾肋缘下未触及。脾区叩击痛，肝区、双肾区无叩痛，无振水音及液波震颤，移动性浊音阴性。肠鸣音未闻及，未闻及气过水音，未闻及血管杂音。

辅助检查

1. 实验室检查

血常规：WBC 10.38×10^9/L，GR% 80.6%，RBC 4.79×10^{12}/L，HGB 136g/L，PLT 256×10^9/L。

生化：ALT 104U/L，AST 38.3U/L，T－BIL 30.17μmol/L，D－BIL 6.99μmol/L，AMY 24U/L。

DIC：PT 11.40s，PTA 102.70%，INR 0.98，APTT 22.40s，AT－Ⅲ 94.5%，D－Dimer 1.40mg/L。

2. 影像学检查

床旁超声：脾实质回声不均，脾破裂不除外；腹腔积液，最深位于右下腹，深约5.5cm。

腹部CT（图28－1）：肝脏形态、大小正常，轮廓规整，肝实质密度减低。肝叶比例如常，肝裂未见增宽，肝门结构清晰。胆囊形态、大小正常，未见异常密度影。肝内外胆管未见扩张。脾脏密度不均，腹盆腔可见积液、积血。脾脏密度不均，脾挫裂伤？脂肪肝。

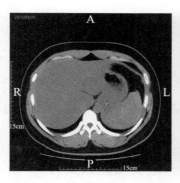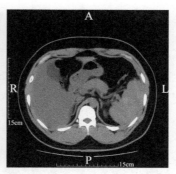

图 28 - 1 腹部 CT 所见

诊断

脾挫裂伤，腹腔内出血，脂肪肝，左肾囊肿。

治疗

1. 急诊行脾动脉栓塞术，局麻后经右股动脉置入血管鞘。5F 导管选择性插管造影，脾动脉血管迂曲，实质期脾脏染色明显不均匀，未见明确对比剂外溢征象，选脾门处动脉，以适量明胶海绵颗粒（直径 1400 ~ 2000 μm）及适量明胶海绵碎屑栓塞脾动脉，并最后造影证实（图 28 - 2）。

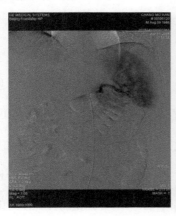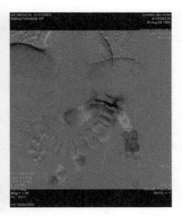

图 28 - 2 脾动脉栓塞术

2. 术后恢复情况

患者术后出现约 10 天的持续发热，给予物理降温可获得良好的效果，同时伴有左上腹疼痛，需要口服止痛药物治疗。症状在2周后均逐渐消失。

栓塞术后1周复查CT（图28-3）：与术前对比，脾脏破裂脾动脉栓塞术后改变，脾脏体积较前增大，低密度区较前密度减低，积气新发。

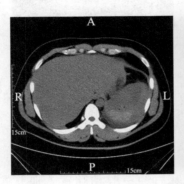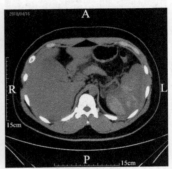

图28-3 术后1周复查腹部CT

随诊

出院后病情平稳。

病例分析

脾动脉栓塞术是一种行之有效的微创手段，但术前需要患者的生命体征基本稳定，同时术前检查要排除严重的脾外器官联合损伤。脾动脉栓塞术适应证比较广泛，对某些涉及脾门区和脾蒂血管的损伤也有较好的效果，其创伤小、恢复快，脾动脉造影可进一步明确出血的部位、程度和速度，若结合CT则更能获得全面的伤情评估。栓塞止血后可再次造影以明确止血效果。由于脾脏具有双重血运，栓塞后坏死脾组织可以再生，脾脏功能可以逐渐恢复。本例患者出血速度较慢，通过补液治疗能够维持患者生命体征的平稳，

笔记

为行脾动脉栓塞术提供了保证，术中造影虽未见明确出血位置，结合术前 CT 及血红蛋白水平变化，考虑仍存在慢性出血，行脾动脉主干栓塞术。

脾栓塞后常出现发热、疼痛及恶心、呕吐等栓塞术后综合症，持续 5 ~ 7 天。发热与脾栓塞后组织缺血、坏死所产生的吸收热有关。如已可进食水，鼓励患者多饮水，如不能，要根据情况补液。同时要给与冰敷或温水擦浴降温，对于高热持续不退的情况应该给予药物治疗，体温下降出汗较多，及时更换衣服，保持皮肤干燥。疼痛的出现与栓塞后脾脏梗死、肿胀、包膜紧张度增加有关。术后均会出现不同程度的疼痛，多于术后 12 ~ 24 小时出现，7 ~ 14 天逐渐减轻，疼痛部位主要位于左上腹或左下胸部，一般使用止痛药可控制。

📋 病例点评

对于脾脏损伤的患者来说，基本的原则是先保命再保脾，在此基础上年龄越小越优先选择保脾，同时要结合脾脏损伤的程度、类型，充分评估保留脾脏的可能性。本病例选择了非外科手术的介入栓塞法治疗脾破裂，在止血治疗的同时保留了脾脏，不失为急诊情况下一种较好的选择，比单纯的严密观察更为积极。但是，使用介入方法治疗脾破裂的前提是脾脏损伤的程度不重，未出现失血性休克，且血红蛋白下降缓慢。同时也应该看到，脾栓塞治疗后的脾梗死是不可避免的并发症，常会引起发热、疼痛的症状，注意严密观察和对症处理。

（汪栋 赵宁）

029
妊娠合并急性胰腺炎一例

病历摘要

基本信息

患者，女性，28 岁。主因"妊娠 39 周，上腹痛伴恶心、呕吐5 天"入院。

现病史： 患者妊娠 39 周，5 天前进食油腻食物后突发上腹部疼痛，局限于剑突下，伴恶心、呕吐，呕吐物为胃内容物，呕吐后腹痛无缓解，伴发热，最高体温 39℃，无寒战，无腰背部及心前区放射痛，无头晕、头痛等不适，无异常宫缩表现。血淀粉酶、腹部超声、腹部 CT 均提示急性胰腺炎，予以抗炎、抑酸、抑酶、营养支持等对症治疗，症状无缓解。为进一步治疗收入院。

既往史： 2 年前在我院行人工流产术。此次妊娠期间诊断"高脂血症""妊娠期糖尿病""妊娠期亚临床甲状腺功能减退"，妇科随诊，规律治疗，但具体叙述不详。无烟酒嗜好，既往无胆囊结石病史。其余无特殊。

体格检查

生命体征平稳。腹部膨隆。未见胃肠型及蠕动波，未见腹壁静脉曲张。全腹压痛、反跳痛及肌紧张可疑阳性，未及明显腹部包块，肝脾肋下未及，Murphy's 征（－），无液波振颤及移动性浊音。肠鸣音 2 次/分，无血管杂音。产科专科查体未见明显异常，胎儿情况良好。

辅助检查

1. 实验室检查

血常规：WBC 8.02×10^9/L，GR% 88.1%。PTC 1.24ng/ml。h－CRP：21.06mg/L。血淀粉酶：AMY 144IU/L。生化：CHOL 7.65mmol/L（升高）；TG 4.06mmol/L（升高），LDL－C 4.39mmol/L（升高）。

2. 影像学检查

腹部增强 CT（图 29－1）：胰腺明显肿大，边缘渗出，胰腺改变，符合急性胰腺炎表现，建议治疗后复查；腹腔积液。

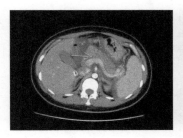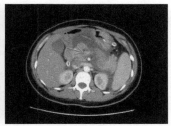

图 29－1　腹部增强 CT

腹部超声：入院前妇科行腹部彩超已提示胰腺体积增大，胰头周边无回声；肝内高回声结节，考虑血管瘤；脾大。

诊断

急性重症胰腺炎；弥漫性腹膜炎；高脂血症；妊娠期糖尿病；妊娠期亚临床甲状腺功能减退；肝内血管瘤；反流性食管炎；脾大。

治疗

1. 产科治疗

急诊行剖宫产手术，手术顺利，婴儿状态良好，转入儿科监护观察；同时台上请外科探查腹腔。

2. 外科手术情况

探查见腹腔内有大量乳糜样腹水，打开胃结肠韧带，见胰腺水肿，周围有渗出、积液，未见明显坏死，符合急性胰腺炎表现。冲洗腹腔，胰腺上方、下方和盆腔各放置引流管1根。逐层缝合。

3. 术后恢复情况

术后予以抗炎、抑酸、抑酶、营养支持等对症治疗，维持入量平衡，监测血淀粉酶变化等治疗。

术后第3天，AMY 147IU/L；鼓励患者下床活动，少量饮水。术后第5天，AMY 127IU/L；拔出盆腔引流管，可进流食。术后第7天，复查CT见胰腺周围积液较前明显减少，拔出胰腺周围引流管。术后第10天出院。

随访

患者手术恢复情况良好，定期消化内科、心内科门诊随诊；婴儿生长发育正常。

病例分析

妊娠合并急性胰腺炎（acute pancreatitis in pregnancy，APIP）是一种妊娠期的严重合并症。虽然发病率不高，但却是妊娠合并外科急腹症中造成孕妇死亡的最常见病因。

1. 妊娠期急性胰腺炎诊断

（1）临床表现

恶心、呕吐、上腹疼痛（多为中上腹部偏左，并可放射到腰背部，进食后加重）为妊娠合并急性胰腺炎的三大症状。

（2）查体

可有中上腹压痛、反跳痛、肌紧张，腹部膨隆、腹胀，听诊肠鸣音减弱或消失，移动性浊音（＋），少数患者有板状腹，两侧肋缘下部皮肤呈暗灰蓝色（Grey - turner 征），脐周皮肤呈青紫色（Cullen 征）。

（3）实验室检查

①血清淀粉酶 > 500U（Somogyi 法，正常值 40 ~ 180U），血清淀粉酶超过正常值 3 倍可确诊为本病。尿淀粉酶 > 250U（Winslow 法，正常值 8 ~ 32U）时，有临床意义。淀粉酶升高的幅度和病变严重程度不成正相关。

②脂肪酶常在起病后 4 ~ 8h 内活性升高，24h 达峰值，持续 10 ~ 15d，脂肪酶升高持续时间长，对发病后就诊较晚的急性胰腺炎患者有诊断价值。正常值 0.1 ~ 1.0KU/L（Tietzi 法），急性胰腺炎时，90% 患者可以超过此值。

（4）影像学诊断

B 超检查见胰腺呈弥漫性肿大，实质结构不均。对胰腺肿大、

笔记

脓肿及假性囊肿有诊断意义，可以了解胆囊、胆管情况，对胎儿影响小，可作为首选。

CT 被认为是诊断急性胰腺炎的金标准，能准确反映急性胰腺炎的病变部位和范围，并且可评估预后，但在孕早中期应尽量避免 CT 检查。

MRI、MRCP 是妊娠急性胰腺炎的重要辅助检查手段，但孕早期 MRI 和 MRCP 检查的安全性尚无确定评价。

超声内镜（EUS）检查胆总管结石优于 MRCP，能准确诊断胆总管结石、胰腺囊性病变和慢性胰腺炎。

2. 急性胰腺炎手术探查指征

（1）胰腺感染坏死；

（2）腹腔内大量渗出液、腹内压明显增高、迅速出现严重并发症；

（3）合并胰胆管梗阻者。

APIP 好发于妊娠中、晚期，胆道疾病及高脂血症是主要病因，该病的临床表现往往不典型，淀粉酶检测十分必要。治疗上以保守治疗为主，但胰腺感染坏死严重时也应及时外科干预。符合条件时应及时中止妊娠。

知识点提示

2012 年亚特兰大急性胰腺炎分类标准。

急性胰腺炎的诊断（符合下列 2 项）：

（1）腹痛：急性发作的持续性、严重的上腹痛疼痛，常常放射至背部；

（2）血脂肪酶活性（或淀粉酶）至少比正常值上限高 3 倍；

（3）CT 或 MRI 具有急性胰腺炎特征性改变。

轻度急性胰腺炎

• 无器官衰竭，无局部或全身的并发症。

中度急性胰腺炎

- 一过性器官功能衰竭（48 小时内恢复）和（或）局部或全身的并发症，但没有持续的器官衰竭。

重度急性胰腺炎：

- 持续器官衰竭大于 48 小时；

- 间质水肿性急性胰腺炎；

- 胰腺实质和胰周组织出现急性炎症反应，没有出现组织坏死。

坏死性急性胰腺炎

- 胰腺实质坏死和（或）胰周组织坏死性炎症。急性胰腺炎的器官衰竭和全身并发症；

- 呼吸：$PaO_2/FiO_2 \leqslant 300$；

- 心血管：收缩压 $<90mmHg$（无血管活性药物支持下），对液体无反应，或 $pH < 7.3$；

- 肾：血肌酐 $\geqslant 170mmol/L$。

急性胰腺炎的局部并发症

- 急性胰周积液；

- 胰腺假性囊肿；

- 急性坏死物积聚；

- 包裹性胰腺坏死。

病例点评

目前，临床治疗妊娠合并急性胰腺炎尚缺乏相关指南，临床对该病的治疗基本原则与非孕期急性胰腺炎基本相同，但是因为 APIP 患者处于妊娠的特殊状态，多合并产科相关疾病，治疗上药物使用也受到限制；并且 APIP 的临床表现往往不典型，诊断易被延误，容易导致病情加重。以上多方面原因给临床诊疗 APIP 造成了很多困难。

本病例能获得诊疗成功的原因主要有以下几方面：第一，急诊首诊医生考虑到 APIP 的可能性，及时完善血清淀粉酶检查，进而完善具有一定辐射的 CT 检查，所以我们认为对于妊娠期腹痛的患者，进行血尿淀粉酶的检查是必要的，防止 APIP 的漏诊；第二，该患者 APIP 诊断清楚后，医院及时启动了多学科协作（multiple disciplinary team，MDT）的诊疗模式，制定治疗方案时综合考虑孕妇孕龄、胎儿成熟度、疾病严重程度，从而制定个体化治疗方案；第三，该患者较为幸运的是已孕 39 周，胎儿发育情况良好，在充分评估的基础上，我们兼顾患者病情和胎儿状况，及时终止妊娠，减轻腹腔压力，保证母婴平安，同时胰腺炎常用药物对胎儿是否有致畸作用尚未明确，终止妊娠后，用药选择性较大，至于在 APIP 患者中终止妊娠的指征则需要个体化的判断。

综上所述，APIP 虽然在临床较少见，但是因其症状不典型，易漏诊、误诊。其病情严重、变化急剧，同时孕妇往往合并症多、病情复杂，所以临床对该病的早期诊断和早期治疗非常重要，一旦确诊最好进行 MDT 团队诊疗，充分综合多方面因素，为患者选择最优治疗方案。

（周柳新　武亚东　汪栋　赵宁）

030
乙状结肠扭转一例

病历摘要

基本信息

患者，女性，80岁。主因"进行性腹胀，伴停止排气3天"入院。

现病史： 患者3天前无明显诱因突发腹胀，间断腹部疼痛阵发加重，伴恶心、呕吐，停止排气、排便，体温最高38℃，就诊于当地医院，予以禁食、胃肠减压、抗炎、补液等对症治疗，未见缓解。1天前腹胀加重来我院急诊就诊，腹部CT提示：乙状结肠明显积气、积液，其根部系膜呈旋涡状改变。为行进一步治疗收入院。

既往史： 长期便秘，自诉间断服用"麻仁润肠丸"治疗，一般

169

1周排便2次，大便干结成球，质硬。高血压病5年，口服降压药物，具体不详，自诉血压控制尚可；5年前脑出血，于我院保守治疗后好转；自诉"慢性支气管炎"病史多年，未接受正规治疗。3年前外伤致股骨颈骨折，行保守治疗，目前活动轻度受限。

体格检查

生命体征平稳。腹部极度膨隆（图30-1），可见巨大肠型。腹部触诊质硬，全腹压痛，下腹部明显，肌紧张、反跳痛不明显。肠鸣音1次/分，无气过水声。

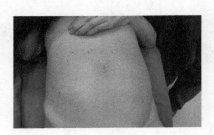

图30-1 查体可见腹部极度膨隆

辅助检查

1. 实验室检查

血常规：WBC 18.29×10^9/L，GR% 85.5%；生化：Cr 130μmol/L，K 2.42mmol/L。血气：pH 7.497，PCO_2 26.1mmHg，HCO_3^- 19.8mmol/L。

2. 影像学检查

腹部增强CT（图30-2）：乙状结肠明显积气、积液，其根部系膜呈旋涡状改变。直肠肠壁可疑增厚。降结肠、横结肠及升结肠、腹盆腔内小肠肠管无扩张，乙状结肠改变，乙状结肠扭转可能，直肠肠壁可疑增厚，肝脏多发囊肿可能。肝脏钙化灶。胆囊显示不清，右侧肾盂、肾盏结石，右肾盂、肾盏扩张。腹盆腔积液。

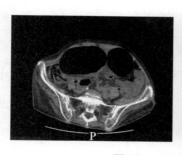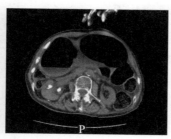

图 30－2　腹部增强 CT

诊断

急性机械性肠梗阻，乙状结肠扭转，高血压病 2 级，腹腔积液，窦性心动过速，低钾血症，肾功能不全，陈旧性脑梗死，慢性支气管炎，肝多发囊肿，右肾盂肾盏结石。

治疗

1. 结肠镜检查及尝试复位

患者在中心手术室行结肠镜检查并尝试乙状结肠扭转复位，同时积极准备手术治疗。操作过程中，结肠镜未能通过乙状结肠狭窄段，同时见肠腔内有血性渗出，肠黏膜有坏死征象，遂终止操作，改为手术治疗。

2. 手术情况

手术名称：剖腹探查术，乙状结肠切除术，降结肠造口术。

手术过程：探查腹腔内未见气体及液体溢出，可见乙状结肠明显增粗，肠管最宽处约 10cm，肠壁缺血、坏死（图 30－3），未见穿孔，乙状结肠明显冗长，并于系膜根部逆时针方向扭转 360°。将扭转、增粗之乙状结肠移出腹腔并将其复位（图 30－4）。因结肠高度胀气，影响操作，故取肠壁坏死处戳孔减压，继续探查，可见乙状结肠冗长，长约 25cm 肠管颜色黑紫，失去生机（图 30－5）。向下充分游离乙状结肠系膜至正常肠管处，远端以切割闭合器切断坏死之肠管并闭合远端肠腔。向上游离肠管至正常降结肠肠管处，同时以切割闭合器切断坏死肠管并闭合近端肠腔。移出切除之乙状结肠（图30-6）。吸引器吸净腹腔积液后，继续探查胃、十二指肠、小肠、肝、脾等脏器，未见明显异常，探查结束后温盐水冲洗腹腔，继续行降结肠单腔造瘘术。

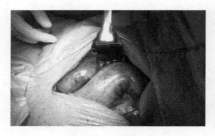

图30-3　探查可见乙状结肠
明显增粗、坏死

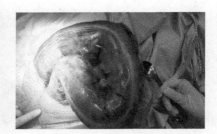

图30-4　乙状结肠扭转外观

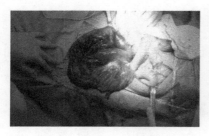

图30-5　减压后的乙状结肠

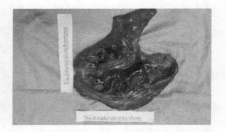

图30-6　乙状结肠标本

取左下腹经腹直肌圆形切口，将近端肠管自切口提出并修整，行单腔造瘘，提出肠管约3cm，分别与腹膜、腹外斜肌腱膜、皮肤缝合固定，血运良好，无张力。查肠管无扭曲，再次反复冲洗腹腔积液，无出血、渗血。留置引流管，于右腹戳孔引出。

3. 术后病理报告

切除肠管一段，长35cm，直径7~10cm，管壁暗紫色，肠壁变薄。黏膜面及浆膜面见纤维素沉着。（乙状结肠）结肠组织黏膜上皮退变坏死。血管扩张、瘀血，部分管腔内可见血栓。部分区域浆膜面可见大量炎细胞浸润。病变符合结肠血液循环障碍所致之肠坏死。

4. 术后恢复情况

术后第 4 天胃肠功能恢复良好，造口袋内有排气、排便；术后第 5 天正常进食；术后第 8 天出院。

随访

出院后未再次来我院就诊。

病例分析

1. 乙状结肠扭转的临床特点及诊断

根据分型，本病有两大特点：

（1）急性暴发型：少见，起病急骤，病情发展迅速；表现为剧烈的全腹部疼痛，频繁的恶心、呕吐，停止排便、排气，但腹胀不明显；全腹部均有压痛、反跳痛及肌紧张，常发生肠坏死。易误诊为消化道穿孔或绞窄性小肠梗阻。

（2）亚急性渐进型：较常见，发病缓慢，常有慢性便秘或过去发作史；发作时左下腹绞痛，停止排便、排气，常有恶心，但呕吐较少见，腹胀呈进行性、不对称性，肠鸣音亢进，腹部压痛以左侧为重，可有反跳痛。

2. 乙状结肠扭转的影像学检查

（1）钡剂灌肠检查：梗阻部位呈"鸟嘴"样影，在通过少量钡剂时可见螺旋形黏膜皱襞。仅适用于无肠绞窄的患者。

（2）腹部 X 线检查：可见小肠及结肠充气并有液平面，平片可见极度扩张的"马蹄铁"状乙状结肠袢，立位时可见两个液平面。

（3）CT检查：病变部位肠腔不规则狭窄、肠壁不规则增厚，可见软组织团块影，为扭转在一起的肠管，如用钡剂灌肠检查或复位，扭转部位可见鸟嘴样改变，近端结肠明显扩张，但小肠多不扩张。

3. 乙状结肠扭转的治疗

（1）非手术疗法：适用于亚急性渐进型的乙状结肠扭转，但必须是无肠坏死的患者。包括直肠、乙状结肠镜复位，直肠插管及钡剂灌肠复位。复位成功的标志是：①复位后即有大量的气体与粪水排出；②腹痛、腹胀消失，患者情况随之改善。

（2）手术指征：①有肠坏死或腹膜炎征象者；②经非手术复位失败者；③插镜时见肠腔内有血性粪水，或肠黏膜有坏死，或溃疡形成者。

病例点评

乙状结肠扭转是导致结肠绞窄最常见的原因，高龄患者占很高比例，多合并便秘病史或腹盆腔手术史。本例患者就具备了高龄、便秘等特点，临床症状结合CT所见，可以明确诊断乙状结肠扭转。

对于乙状结肠扭转未明确发生结肠坏死的患者，可以首选结肠镜减压及复位的治疗方法，特别是高龄患者往往合并较多基础疾病，同时机体储备能力和代偿功能差，对手术的耐受能力差。为了提高成功率，我们在术前常规低压灌肠清洁远端直肠，操作过程中通过第一个狭窄段后尽量吸尽扩张乙状结肠内的气体和粪便，第一时间最大限度减轻压力，改善肠壁缺血、减轻酸中毒及减少细菌内毒素易位、促进该段肠道动力功能的恢复，有不少成功的例子。但本病例未能复位成功。

考虑该患者高龄、一般情况较差、基础疾病多等情况，选择乙状结肠切除、降结肠造口术，争取以后造口还纳＋二期吻合。如果患者相对年轻、腹腔污染轻、降结肠血运良好，也可以考虑乙状结肠切除＋一期肠吻合。

综上所述，本病例采取的结肠镜尝试复位的诊疗模式值得推广，但在应用过程中也要关注患者的个体化情况。

（于乐漪　武亚东　汪栋　赵宁）

笔记

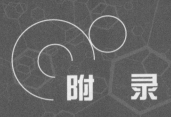

附 录

首都医科大学附属北京友谊医院简介

首都医科大学附属北京友谊医院始建于 1952 年，原名为北京苏联红十字医院，是中华人民共和国成立后，在苏联政府和苏联红十字会援助下，由党和政府建立的第一所大型医院。1954 年位于西城区的新院址落成时，毛泽东、周恩来、刘少奇、朱德等老一辈革命家为医院亲笔题词。毛泽东主席特别题词"减少人民的疾病，提高人民的健康水平"。

1957 年 3 月，苏联政府将医院正式移交我国政府，周恩来总理亲自来院参加了移交仪式。1970 年，周总理亲自为医院命名为"北京友谊医院"。

笔记

德高望重的老一辈医学专家为北京友谊医院的创建和发展做出了无私的奉献，包括钟惠澜教授，中国科学院生物学部委员，我国第一位热带病学家；王宝恩教授，第一个在国际上提出并首先证明了早期肝硬化的可逆性；李桓英研究员，著名麻风病防治专家，获国家科技进步一等奖；祝寿河教授，儿科专家，第一个提出654-2可以改善病儿微循环功能障碍；于惠元教授，施行了我国第一例人体亲属肾移植手术。

目前，首都医科大学附属北京友谊医院是集医疗、教学、科研、预防和保健为一体的北京市属三级甲等综合医院，是首都医科大学第二临床医学院。医院设有西城院区和通州院区，其中通州院区位于北京城市副中心。拥有硕士培养点31个、博士培养点27个。研究生导师137名；教授、副教授近140名。近60名教授在中华医学会各专业学会、北京分会及国家级杂志担任副主委以上职务。

医院综合优势明显，专业特色突出，共有临床医技科室54个。胃肠、食管、肝胆、胰腺疾病诊治，肝移植，泌尿系统疾病诊治，肾移植，血液净化，热带病、寄生虫及中西医结合诊治是医院的专业特色。消化内科、临床护理、地方病（热带医学）、普通外科、重症医学科、检验科、病理科、老年医学等临床医学专业获批国家临床重点专科项目，医院设有北京市临床医学研究所、北京热带医学研究所、北京市中西医结合研究所和北京市卫生局泌尿外科研究所，拥有消化疾病癌前病变、热带病防治研究、肝硬化转化医学、移植耐受与器官保护4个北京市重点实验室。

建院以来，医院得到了各级党委和政府的支持鼓励与悉心指导，也牢记着党和政府及人民群众的殷切希望与盈盈嘱托。在"仁爱博精"的院训精神指引下，医院始终坚持"全心全意为患者服务"，服务首都，辐射全国，大力加强人才队伍建设和医院文化建设，努力使患者信任、职工满意、政府放心。

首都医科大学附属北京友谊医院普通外科简介

　　首都医科大学附属北京友谊医院普通外科是国家消化系统疾病临床医学研究中心（科技部、国家卫健委、总后卫生部认定）、国家临床重点专科（国家卫健委认定）、中国医师协会认定的住院医师规范化培训基地和专科医师培训基地、首都医科大学普通外科学系主任委员单位，包括肝胆胰外科、肝脏移植外科、胃肠外科、结直肠外科、甲状腺外科、乳腺外科、疝外科、肿瘤综合治疗等8个亚专科。在北京西城院区、通州院区均开设病房，现有床位200余张，年门诊、急诊量13余万人次，年手术量10 000余台。

　　首都医科大学附属北京友谊医院普外科经过几代人的锐意进取、不懈努力，已经发展成为综合实力强劲、专科特色突出，医疗、教学、科研并重，在国内具有领先地位的科室。普外科人能够敏锐地把握学术发展方向，紧跟普通外科学术发展的最前沿，大胆创新和引进新技术。在"微创外科技术的创新与综合应用"及"终末期肝病及其并发症的外科治疗"方面形成特色。在单孔腹腔镜手术技术、内镜-腹腔镜联合诊治技术、全腹腔镜下胃肠道手术技术、手术治疗肥胖及2型糖尿病、门静脉高压症的手术治疗、肝脏移植技术等方面处于国内外领先地位。